AF403078

DE

L'ÉLÉMENT NERVEUX

DANS LE CROUP

PAR

ED. LALLEMENT

DOCTEUR EN MÉDECINE,

Interne lauréat des Hôpitaux de Paris (médaille d'argent),
Lauréat de l'École pratique (médaille d'or),
Membre de la Société anatomique.

—◆—

PARIS

ADRIEN DELAHAYE, LIBRAIRE-ÉDITEUR

PLACE DE L'ÉCOLE DE MÉDECINE.

—

1864

L'ÉLÉMENT NERVEUX

DANS LE CROUP

Je n'ai pas l'intention d'aborder les nombreuses questions de pathologie que soulève l'histoire du croup : beaucoup d'autres les ont traitées bien mieux que je ne pourrais le faire ; je veux me borner seulement à étudier un point limité de cette affection, et rechercher, au point de vue de la physiologie pathologique, quelle est l'importance de l'élément nerveux dans la diphthérie laryngée.

En parcourant ce qui a été écrit sur le croup, il est facile de se convaincre que les auteurs de la fin du XVIIIe siècle et du commencement de celui-ci ont fait jouer un grand rôle à l'élément spasmodique dans l'explication des symptômes de dyspnée et de suffocation qui caractérisent le croup. Lorsque Bretonneau vint éclairer cette maladie d'un jour entièrement nouveau en la reliant à un état général, la diphthérite, dont il démontrait la spécificité, il combattit vivement le spasme du larynx pour donner la victoire à l'obstacle purement mécanique que les fausses membranes opposent au passage de l'air ; et, de nos jours, c'est cette explication qui prévaut dans la plupart des auteurs contemporains. Je ne saurais nier que l'occlusion des voies aériennes par les fausses membranes n'ait, en effet, une très-grande importance dans la production de l'asphyxie ; mais il me semble, et les développements qui suivent le démontreront suffisamment je l'espère, qu'à cet obstacle mécanique s'en joint un autre, la contraction spasmodique des muscles du larynx.

Ce n'est pas seulement à cette influence qu'est borné l'élément nerveux dans la diphthérie laryngée, ce spasme présente de nombreuses variations dans son intensité ; il peut être tout à fait nul ou se montrer excessif, et il sera au moins intéressant de rechercher de quelles conditions tirées de la maladie générale, dont la laryngite pseudo-membraneuse n'est qu'une manifestation, dépendent ces variations.

Enfin, il me faudra suivre les modifications de cet élément nerveux lorsque les fausses membranes ont disparu, démontrer qu'au spasme peut se substituer un état paralytique plus complexe que celui dont les travaux récents nous ont donné la notion, et rechercher si ces deux ordres de phénomènes ne peuvent être expliqués par une même action réflexe variable par ses résultats.

Je passerai successivement en revue l'historique de la question, la démonstration de cet élément nerveux par les preuves cliniques et physiologiques, et l'étude de ses modifications ; ensuite je montrerai l'enchaînement de ses différentes manifestations, leur corrélation avec l'état général de l'organisme, et je terminerai par les déductions applicables au diagnostic, au pronostic et au traitement.

Avant d'entrer en matière, qu'il me soit permis d'adresser ici l'hommage de ma reconnaissance à M. V. Parisot, l'un de mes premiers maîtres les plus aimés, qui, dans ses leçons recueillies il y a six ans, m'a inspiré ce sujet d'étude ; et à M. le professeur Roger, mon excellent et vénéré chef de service, dont le savant enseignement m'a été d'un si utile secours.

HISTORIQUE.

Il n'entre pas dans mon plan de faire l'historique du croup, mais seulement de rechercher l'opinion des auteurs sur le point qui fixe mon attention.

Ce serait un travail stérile que de passer en revue tous les passages cités comme se rapportant à l'angine couenneuse d'une façon plus ou moins problématique, depuis Hippocrate jusqu'à Baillou ; on voit signalées la douleur, la gêne de la respiration, la perte de la voix, la suffocation, tout l'appareil symptomatique du croup avec une vérité saisissante (Arétée) ; mais on n'y trouve pas la preuve qu'ils en connaissaient la caractéristique anatomique; il faut arriver à Baillou(1) pour trouver le premier indice de la fausse membrane, et encore sous une forme bien dubitative; il déclare d'abord qu'on n'avait pas compris la cause de la gêne de la respiration (*non est deprehensa tam sœvi morbi et difficultatis spirandi causa*), puis il rapporte l'observation d'un chirurgien qui trouva cette membrane dont on lui a fait tant d'honneur : « Chirurgus affirmavit se secuisse cadaver pueri «ista difficili spiratione, et morbo incognito sublati ; inventa est pi- «tuita lenta, contumax, quæ instar membranæ cujusdam arteriæ as- «peræ erat obtenta, *ut non esset liber exitus et introitus spiritui* «*externo : sic suffocatio repentina.*» A mon point de vue, en supposant que Baillou ait admis un rapport réel entre la membrane mentionnée et l'angine maligne, il me suffit de constater qu'il attribue exclusivement la suffocation à l'obstacle causé par cette pituite flexible et consistante à l'entrée et à la sortie de l'air.

De 1576 à 1765 parurent un certain nombre d'observations dans les auteurs dont Valentin et Bretonneau nous ont donné la liste complète. «Dans ce nombre d'auteurs, dit Valentin (2), deux seulement, Hildan (3) et Ettmuller (4), ont vu l'angine convulsive, le catarrhe suffocant ou le *croup spasmodique.*»

L'ensemble symptomatique des angines malignes a frappé tout le monde, et je n'en veux d'autres preuves que les synonymes suivants qui lui ont été imposés avec tant d'autres : *affectus strangulatorius* (Carnevale, 1619), *angina strangulatoria* (Russel), *suffocatoria* (Engstroem, 1769; S. Bard, 1784), *morbus strangulatorius* (Starr, 1749 ; Rosen, 1778), *morbus truculentus* (Van Bergheen, 1761), *asthma*

---

(1) *Opera med.*, t. I; *Epid. ephem.*, lib. II, p. 197 et 201 ; 1576.

(2) *Recherches histor. et prat. sur le croup*, 1812.

(3) *OEuvres médico-chirurg. de Fabricius Hildanus* (cent. 3, obs. 10; ex. 1, *de Periculoso catarrho suffocanti*).

(4) *Opera*, t. II. In-fol.; Francfort, 1708.

infantum spasmodicum (Simpson), le nom très-expressif de *gorotillo* usité en Espagne (Mercatus), etc. Mais tous ces médecins n'ont pas apprécié quelle était la part de l'inflammation et celle du spasme dans ces angines, ou bien ils ont confondu ces deux éléments (Rush, 1770).

C'est à François Home que revient le mérite d'avoir le premier écrit *ex professo* un traité sur le croup, 1765 (*Recherches sur la nature, les causes et le traitement du croup*, traduit par F. Ruette, 1811). L'auteur écossais est aussi le premier qui explique les symptômes de cette maladie par la présence de la couche membraneuse contre nature qui tapisse la trachée, il lui donne une importance telle qu'il n'admet même pas d'intermissions et de paroxysmes, parce qu'il ne croit pas que le croup soit de la classe des maladies nerveuses spasmodiques. Il est à remarquer que, conséquent avec cette opinion d'un obstacle mécanique absolu, qu'aucun remède jusqu'alors n'avait pu dissoudre ou expulser, Home proposa le premier la trachéotomie, comme plus tard Bretonneau, en suivant le même ordre d'idées.

Crawford (1) doute si le rétrécissement du passage de l'air provient de la cause qui obstrue le conduit, ou bien si cette cause excite la contraction des muscles de la glotte.

Michaëlis (2) admet aussi que les symptômes dépendent de deux causes : de l'inflammation et du spasme; la première excitant la douleur et la fièvre, la seconde la toux, le sifflement de la voix, les rémissions, les intermissions, et la mort subite.

Cullen invoque aussi le spasme des muscles de la glotte qui, en produisant la suffocation, prévient les suites ordinaires de l'inflammation. Lieutaud reconnaît également pour cause de ce qu'il appelle catarrhe suffocant, une contraction spasmodique de la glotte et du larynx, laquelle devient un obstacle à l'entrée libre de l'air dans les bronches.

-----

(1) *Dissert. de cynanche stridula*; Édimb., 1771.

(2) *Dissert. de angina polyposa seu membranacea*; Gœttingue, 1778. Traduit en français par F. Ruette, 1810.

Cheyne (1) pense que si, à la fin de la maladie, la gêne de la respiration s'explique facilement parce que la membrane est complétement formée, il faut supposer au début l'existence d'une constriction spasmodique du larynx.

Dans l'article *Angine polypeuse* du *Dictionnaire de médecine de l'Encyclopédie méthodique*, Vicq d'Azir s'est servi des matériaux que lui fournit le concours de la Société royale de médecine de 1783, et il reproduit les opinions précédentes, notamment celles de Michaëlis.

Dans les mémoires couronnés lors du grand concours de 1807 et sur lesquels nous aurons souvent à revenir, l'élément spasmodique dans le croup a été admis comme jouant un rôle important (2), et c'est aussi l'opinion du rapporteur, Royer-Collard, comme il l'exprime lui-même (3), soit en faisant ressortir le mérite du mémoire n° 27 (Jurine) à ce point de vue, soit dans son article *Croup* du *Dictionnaire des sciences médicales* (4). « *L'agent le plus redoutable dans cette maladie est le spasme.* »

Les auteurs qui viennent après, dans l'ordre chronologique, admettent également l'influence du spasme. Valentin (5), Desruelles (6), Blaud (7), Lobstein (8), Bricheteau (9), en tiennent grand compte, quelle que soit leur opinion sur la nature même de la maladie. Blaud et Lobstein sont ceux qui lui ont accordé la plus grande va-

---

(1) *Essay on the diseases of children ; pathology of the membre of the larynx and bronch.*, 1801.

(2) Rapport sur les mémoires envoyés au concours du croup, par Royer-Collard, 1811 : N° 27, Jurine, p. 17, 22, 60. — N° 80, Albers, de Bremen, p. 79, 82, 86, 115, 124. — N° 79, Vieusseux, p. 149, 157. — N° 45, Caillau, *Accidents nerveux*, p. 160, 162. — N° 31, Double, p. 169.

(3) Page 73.

(4) Tome VII, p. 419, 422, 449, 468.

(5) *Loc. cit.*, p. 18, 357.

(6) *Traité théorique et pratique du croup*, 1821, 2° édit.

(7) *Nouvelles recherches sur la laryngo-trachéite*, 1818, p. 313 et suiv.

(8) *Observations et recherches sur le croup* (mémoire de la Société médicale d'émulation, 1817, p. 567 et suiv., 2° part., 8° année).

(9) *Précis analytique de l'angine couenneuse*, 1826, p. 299, 321, 2° édit.

leur; mais, tandis que Blaud admet que le spasme est proportionnel à l'intensité de l'inflammation, Lobstein considère le croup comme une maladie essentiellement nerveuse, et c'est à l'irritation spécifique exercée par le principe catarrhal sur la huitième paire, qu'il attribue tous les phénomènes du croup et même les modifications de sécrétion de la muqueuse.

J'arrive enfin à Bretonneau (1), qui porta le plus rude coup à cet « *état spasmodique, qui est loin d'exister* » et qu'il n'admet en aucune façon; il explique toutes les rémissions et les accès de suffocation dans la laryngite pseudo-membraneuse, par la présence de la fausse membrane, son déplacement, ou par l'enchifrènement de la glotte. « On voit donc que l'air, sans que le spasme y ait pris aucune part, peut avoir alternativement un accès plus ou moins facile dans les canaux aérifères » (p. 271).

Il faut reconnaître que Bretonneau, en se refusant à admettre une action spasmodique quelconque, en démontrant au contraire l'importance de l'obstacle dû à la présence de la fausse membrane, est arrivé à se convaincre de la nécessité de la trachéotomie qu'avaient déjà pressentie Home, Crawford, Michaelis (2), Caron, et à nous léguer une méthode thérapeutique qui est, en somme, la seule arme que nous ayons actuellement à notre service pour combattre les accidents de la diphthérie laryngée.

Peu de temps après l'apparition du traité de la diphthérite, M. Andral, dans son *Précis d'anatomie pathologique* (1829), disait : « Du reste, excepté dans les cas où la pseudo-membrane du larynx est fort épaisse, la dyspnée qui l'accompagne dépend beaucoup moins de sa présence que de la tuméfaction de la muqueuse qu'elle recouvre, et souvent de la *contraction spasmodique* des muscles constricteurs du larynx » (tome II, p. 486).

Guersent (3) se montre partisan de la distinction très-nette que

---

(1) *Traité de la diphthérite*, 1826; p. 267, 270, 325.

(2) Michaelis s'est rétracté plus tard, en 1809 (Valentin).

(3) Dictionn. en 30 vol., art. *Croup*, 1835.

Bretonneau avait établie entre la laryngite couenneuse et la laryngite striduleuse ou faux croup, et la fortifie même par de nouveaux développements, mais cependant il se trouve en opposition avec l'illustre médecin de Tours, sur la valeur du spasme : « La gravité de la phlegmasie dans le croup tient certainement à la production de la fausse membrane ; mais elle n'est pas, comme on l'a fort bien observé, la cause directe de la mort et de l'espèce d'asphyxie à laquelle succombe le malade, puisque dans les cas même où elle est très-épaisse et le larynx fort étroit, il reste toujours assez de passage pour que l'air puisse pénétrer dans la trachée-artère. La véritable cause de l'asphyxie croupale est due à une espèce de *spasme du larynx et de la trachée-artère qui s'étend sur tous les organes de la respiration, entrave et paralyse les fonctions de l'hématose. Ce spasme n'est même pas toujours en raison de l'étendue de l'obstacle...* Si nous rapprochons de ces faits ceux du pseudo-croup, il est encore plus évident que ce spasme des organes de la respiration et l'asphyxie, qui sont les véritables causes de la mort, ne sont pas toujours les conséquences directes de la concrétion croupale » (page 366).

Les auteurs du *Compendium de médecine* (tome II, p. 570) admettent également que la mort ne peut être expliquée « par un simple obstacle mécanique à l'entrée de l'air, puisque l'espace que ces concrétions laissent entre elles est plus que suffisant pour l'introduction de ce fluide. »

M. Piorry [1] reconnaît « qu'il arrive presque toujours qu'un passage assez large est conservé à l'air, » et que les accès de dyspnée peuvent encore être déterminés « par des quintes de toux provoquées par une névropathie laryngée... C'est la souffrance de la membrane angiairique qui irrite les nerfs laryngés et fait contracter les muscles thyro-aryténoïdiens. »

Dans sa *Nosologie médicale*, M. Bouillaud persiste à ne voir dans la laryngite couenneuse qu'une inflammation franche, dont la forme croupale dépend de conditions particulières, individuelles ou étran-

---

[1] *Pathologie iatrique,* t. IV, p. 242 ; 1844.

gères au malade ; il ne donne pas son opinion quant à l'existence du spasme, il se borne à mentionner (tome II, p. 41) l'opinion de M. Boudet (1), dont il semble accepter la manière de voir : « Il est évident que les phénomènes nerveux jouent un grand rôle dans un certain nombre de cas de croup, et que l'imminence de la suffocation est souvent due autant à la contraction spasmodique des muscles du larynx, résultat sympathique de l'inflammation de la membrane muqueuse, qu'à une obstruction véritable des voies aériennes. »

Valleix (2) est certainement l'auteur qui a le plus complétement admis les opinions de M. Bretonneau sur le point qui nous occupe ; il rejette le spasme comme non prouvé, aussi bien dans la laryngite simple (p. 348) que dans la laryngite striduleuse elle-même (p. 390) ; à plus forte raison n'en parle-t-il même pas dans le croup, bien qu'il avoue cependant que « dans bon nombre d'autopsies, l'ouverture glottique a paru offrir un passage assez libre à l'air, malgré la présence de la production morbide » (p. 420).

M. Grisolle réduit à la plus faible expression la valeur de ce spasme : « On a vu les accidents asphyxiques et la mort avoir lieu quoique la concrétion fût peu considérable ; aussi a-t-on supposé un spasme de la glotte. Mais, tout en invoquant cette cause, il importe aussi de remarquer que la congestion des tissus subjacents, qui s'amoindrit et disparaît par le fait de la mort, doit être signalée comme ayant mis obstacle à l'entrée de l'air en augmentant plus ou moins l'épaisseur des tissus. » (*Pathol. méd.*, t. I, p. 297.)

Dans son excellente thèse (3), M. Millard ne parle que de l'obturation de la glotte. « ..... Il y a là gêne *purement mécanique* que les productions morbides opposent à l'entrée de l'air par leur présence à la partie supérieure des voies respiratoires, c'est à cette gêne, à elle seule, que s'adresse la trachéotomie » (p. 31) ; et plus

---

(1) *Histoire de l'épidémie de croup qui a régné en 1840-41 à l'hôpital des Enfants (Archives gén. de méd., t. XIII, 1842, 3ᵉ série).*

(2) *Guide du médecin praticien,* 1860, 4ᵉ édit.

(3) *De la Trachéotomie dans le cas de croup,* 1858 (thèse de Paris, n° 207).

loin, page 34, s'appuyant sur un passage de M. Archambault (1) : « L'asphyxie dépend avant tout de l'occlusion des voies respiratoires, et surtout de la glotte. »

Si MM. Hardy et Béhier ne croient pas que « s'il existe, lors des accès de suffocation, un véritable spasme de la glotte, il soit nécessaire de le faire intervenir pour expliquer la mort en dehors des accès » (tome II, p. 484), ils insistent « sur un point signalé plus particulièrement par Royer-Collard, savoir : la présence de ces accès intermittents de dyspnée, que l'on comprendrait mal, au premier abord, avec une lésion permanente, comme le sont les fausses membranes ; » ils remarquent surtout, à ce propos, la susceptibilité spéciale de la muqueuse laryngée chez les enfants et l'étroitesse du larynx, à cet âge, comme propres sinon à expliquer complétement, du moins à faire comprendre l'état spasmodique du larynx dans le croup. « *Nous appelons l'attention du lecteur sur cette remarque, et nous lui signalons cette donnée pathologique comme digne de quelque examen* » (p. 491).

Pour M. Bouchut (2), « la seconde période est caractérisée par le spasme du larynx et les accès de suffocation » (p. 247). Et plus loin, après avoir remarqué l'intermittence des accès de suffocation, il se demande : « N'y a-t-il pas un élément spasmodique ? je suis disposé à le croire, etc. » (p. 251). C'est ce même auteur qui a montré toute l'importance de l'anesthésie, comme caractérisant l'asphyxie de la dernière période.

Après avoir expliqué la gêne de la respiration, les caractères de la toux et de la voix, par les modifications qu'apporte la présence des fausses membranes à la disposition physique du larynx, et après avoir insisté sur l'intermittence des symptômes de suffocation, M. Trousseau (3) ajoute : « Cette intermittence a été mise à juste

---

(1) *L'Union médicale*, 8 juillet 1854.
(2) *Traité pratique des maladies des nouveau-nés*, etc.
(3) *Clinique médicale de l'Hôtel-Dieu*, 1861.

titre sur le compte d'une constriction spasmodique de la glotte. »
Et, bien que cette opinion, soutenue par les auteurs des mémoires
et par les juges du concours de 1812, ait été combattue par M. Bre-
tonneàu, il conclut en disant : « Cet élément spasmodique me semble,
sinon tenir toute la place qu'on lui a accordée, jouer du moins un
rôle considérable dans le croup... Cette question est trop digne
d'intérêt, » etc. (P. 322.)

Parmi les auteurs contemporains. MM. Rilliet et Barthez (1) sont
ceux qui acceptent le plus franchement le spasme de la glotte :
« D'autres fois, ces alternatives d'extinction, d'enrouement ou même
de clarté de la voix sont tout à fait indépendantes du rejet des fausses membranes, et tiennent probablement au spasme de la glotte »
(p. 326). Et plus loin (p. 336), combattant l'opinion de Bretonneau sur la valeur de l'enchifrènement momentané de la glotte,
dans la production du sifflement laryngé et des accès de suffocation,
ils établissent que « les muscles du larynx peuvent se contracter
d'une manière spasmodique, et qu'il en résulte l'occlusion plus ou
moins complète de la glotte... Les symptômes laryngés du croup
nous paraissent donc dépendre simultanément ou isolément de la
présence des fausses membranes, de l'inflammation de la muqueuse
et de la contraction spasmodique du larynx. »

M. Barrier (2) fait remarquer que les muscles de la glotte peuvent facilement participer à l'irritation de la muqueuse affectée.
« On concevra comment, dans beaucoup de cas, le croup peut s'ac-
compagner d'un état spasmodique de ces divers muscles » (p. 370).
Puis, opposant les lésions aux symptômes, il admet un élément nerveux incontestable.

M. Millet (3), dans une récente monographie sur la diphthérie
laryngée, ne fait pas même mention d'un élément nerveux quelconque.

---

(1) *Traité clinique et pratique des maladies des enfants*, t. I, 2ᵉ édit.
(2) *Traité pratique des maladies de l'enfance*, t. I, p. 370, 389; 1861.
(3) *Traité de la diphthérie du larynx (croup)*, 1863.

Enfin MM. Hérard (1), Axenfeld (2) ne l'admettent que comme une probabilité.

Si, dans cet historique, je me suis attaché plus spécialement à reproduire les opinions de nos médecins contemporains, c'est afin de démontrer par cela même le but que je désire atteindre, l'importance et les variations de l'élément nerveux dans la diphthérie laryngée. Depuis plus de trente ans, on les a reléguées au dernier plan; il m'a semblé utile d'en indiquer la valeur, sans cependant l'exagérer comme les auteurs du commencement de ce siècle, à l'exemple de Jurine, Blaud et Lobstein.

Nous verrons que le spasme de la glotte est loin d'être le seul phénomène nerveux du croup; les accidents généraux ataxiques, adynamiques, convulsifs, ont été signalés par presque tous les auteurs. Quant à cet autre ordre de phénomènes consécutifs à la diphthérie, qui a fixé l'attention du monde médical depuis quelques années, je veux parler des paralysies diphthéritiques, bien qu'il doive occuper une large place dans le développement de mon sujet, je me dispense d'en faire l'historique, parce qu'il a été fait complétement par MM. Trousseau et Maingault (3), et qu'il est présent à l'esprit de tout le monde; il me suffira de signaler en outre les travaux de MM. Colin, Sée (4), Gubler (5), Roger (6).

---

(1) *Du Spasme de la glotte* (thèse de 1847, n° 3).

(2) *Pathologie médicale de Requin,* t. IV, p. 416.

(3) *De la Paralysie diphthérique; recherches cliniques sur les causes, la nature et le traitement de cette affection (Archives gén. de méd.,* t. XIV, 1359).

(4) *Société médicale des hôpitaux,* 1859; *Union médicale,* janvier 1859.

(5) *Archives gén. de méd.,* 1860-61; *Gazette médicale,* 1861.

(6) *Archives gén. de méd.,* 1861.

PREMIÈRE PARTIE.

DES ACCIDENTS NERVEUX DANS LA PÉRIODE D'ÉTAT DU CROUP.

I.

DÉFAUT DE RAPPORT ENTRE LES LÉSIONS ET LES SYMPTÔMES.

Laryngite simple. — Dans toutes les maladies inflammatoires de
la muqueuse laryngée, les symptômes immédiats peuvent être réduits à quatre : douleur, toux, gêne de la respiration, et altération
de la voix ; on les explique facilement par les altérations qui caractérisent la phlogose, qui se résument elles-mêmes en une seule,
l'hyperémie phlegmasique ; le développement des vaisseaux produisant la douleur dans un organe pourvu d'une très-grande irritabilité
physiologique et la tuméfaction des cordes vocales. On comprend
très-bien, d'une part, cette sensation de sécheresse, de chaleur, de
corps étrangers, qui signale le début de la laryngite, et, d'autre
part, la gêne de la respiration qui doit résulter de la diminution
dans les dimensions du détroit glottique, l'altération de la voix, qui
est surtout la conséquence des modifications apportées dans la tex-
ture physique des cordes vocales. Quant à la toux, il faut invoquer
l'intervention d'un phénomène d'un autre ordre, et tout le monde
est d'accord pour l'expliquer par une brusque contraction involon-
taire des muscles expirateurs que détermine une action réflexe,
dont le point de départ est la muqueuse enflammée.

Tels sont les symptômes de la laryngite simple ; leur intensité
paraît au premier abord proportionnelle à la violence de la phlegmasie ; en effet, on distingue la laryngite simple aiguë en légère
et en intense, et cependant, bien souvent, à l'autopsie, on ne trouve
dans cette dernière qu'une simple rougeur, avec un épaississement nul

ou à peu près nul de la muqueuse ; on dit alors que la turgescence inflammatoire a disparu en tout ou en partie après la mort. Il est une maladie bien remarquable par la brusque apparition et par la violence de ses symptômes de dyspnée et de suffocation, c'est l'angine convulsive des anciens, l'angine striduleuse de Bretonneau, le pseudo-croup ou laryngite striduleuse de Guersent. Or, d'après ces derniers auteurs, les lésions qu'on a eu bien rarement l'occasion d'observer sont presque insignifiantes. « Je *soupçonne*, dit M. Bretonneau (1), qu'elles consistent dans une phlogose catarrhale, dans une simple tuméfaction œdémateuse des replis muqueux des ventricules du larynx, tuméfaction qui produit une sorte d'enchifrènement de la glotte. » On en conviendra, voilà de bien faibles lésions pour expliquer par des altérations purement matérielles des accidents aussi effrayants, pouvant même, dans des cas très-rares, amener la mort. Aussi, à part Bretonneau et Valleix, tous les auteurs ont été obligés d'admettre l'existence d'un spasme des muscles du larynx. Valleix, plutôt que de se ranger à cette opinion, aime mieux supposer une éclampsie, dont le spasme de la glotte ne serait qu'un symptôme, au même titre que les autres convulsions (page 389). Certes, on ne peut nier que cela ne soit vrai dans certaines observations ; mais il n'en reste pas moins établi que, dans la laryngite striduleuse, il faut tenir grand compte de la contraction des muscles du larynx, et, pour en montrer l'importance, il me semble convenable d'adopter la dénomination de *laryngite spasmodique*, qu'ont préférée MM. Rilliet et Barthez.

Réfutation de l'opinion de Bretonneau sur le spasme et l'enchifrènement. — La supposition d'un enchifrènement de la glotte, soutenue par Bretonneau, Valleix, M. Trousseau, doit m'arrêter un instant pour en étudier le mécanisme, et prouver très-clairement que, lui aussi, est sous la dépendance d'une action réflexe, tout comme la contraction spasmodique des muscles du larynx ou des muscles expirateurs dans la toux ; seulement cette action réflexe agit par l'in-

---

(1) *Traité de la diphthérie,* p. 264.

termédiaire des nerfs vaso-moteurs sur les vaisseaux de l'organe où elle s'exerce et en détermine la dilatation.

Et d'abord, comment Bretonneau arrive-t-il à rejeter complétement l'influence du spasme dans l'angine striduleuse pour admettre l'enchifrènement auquel il fait jouer un si grand rôle? Il le démontre impossible par des considérations anatomiques auxquelles je laisserai à M. Cruveilhier le soin de répondre d'une manière péremptoire.

«Je ne pense pas, dit Bretonneau (1), qu'une constriction spasmodique de la glotte produise ou aggrave cette affection; l'intermittence de beaucoup de phénomènes morbides a trop souvent engagé à les regarder comme des névroses. Il faut que les observateurs qui ont attribué la suffocation croupale au spasme de la trachée n'aient apporté aucune attention à la structure de ce conduit; il suffit de jeter les yeux sur les demi-cerceaux cartilagineux dont il est formé, pour reconnaître que l'action des fibrilles musculaires qui entrent dans sa composition doit être très-bornée, et qu'il n'est pas moins propre à résister à la contraction des muscles qui l'environnent qu'aux pressions atmosphériques.» L'attaque porte surtout sur la trachée; en effet, Albers, de Bremen, avait dit : «La véritable cause de cette gêne extraordinaire de la respiration est le spasme de la trachée-artère» (2). Mais, par l'expression de *trachée-artère*, Albers n'entendait pas seulement ce que tout le monde appelle ainsi aujourd'hui, c'est-à-dire le conduit étendu du larynx à la division des bronches; «appuyé de l'autorité de Sœmmering, il dit qu'on peut désigner sous le nom de *trachée* tout le canal aérien, le larynx et les bronches» (3).

Certes, si on limitait le spasme à la trachée, on pourrait en effet contester son importance; mais il s'agit aussi des autres portions de l'arbre respiratoire : «Les efforts convulsifs des muscles inspirateurs

---

(1) *Traité de la diphthérie*, p. 267.

(2) Analyse du mémoire d'Albers dans le rapport de Royer-Collard, p. 83, 2e édition.

(3) *Pathologie interne de J. Frank*, trad. de Bayle, t. IV, p. 83, note 5.

pendant les accès de suffocation, continue Bretonneau, ont sans doute suggéré l'opinion que, dans le cas même où un obstacle mécanique s'opposait à l'inspiration, la dyspnée provenait en partie d'une constriction spasmodique de la glotte; car je ne dirai rien de plus du *spasme attribué aux canaux bronchiques et qui ne peut pas même être supposé;* tout porte à croire au contraire qu'alors les contractions des muscles du larynx tendent simultanément, avec toutes les puissances inspiratrices, à agrandir la voie qui doit laisser pénétrer l'air dans les poumons » (page 271).

De nos jours, la structure des bronches, mieux connue, nous apprend qu'il existe sous la muqueuse une couche presque continue de fibres musculaires lisses, circulaires, qu'on retrouve encore sur des rameaux de 1 cinquième à 1 sixième de millimètre. Elles peuvent donc être le siége de contractions, sous l'influence d'un spasme sur lequel M. Cruveilhier (1) insiste beaucoup; il admet en effet un *rétrécissement des voies aériennes par spasme* qui porte sur le larynx ou sur les divisions ultimes des bronches. Ce spasme laryngé idiopathique semble le plus ordinairement provoqué par une irritation de la membrane muqueuse (laryngite striduleuse spasmodique, croup spasmodique); « d'où les accidents imprévus qui surviennent le plus souvent dans le cours de ces maladies, et la mort même par asphyxie dans des cas où l'autopsie a révélé une certaine liberté dans le passage de l'air (p. 267). Le spasme bronchique se retrouve dans les maladies des voies respiratoires; il explique les alternatives d'oppression extrème et de respiration libre, les quintes suffocantes de la coqueluche, et constitue à lui seul l'asthme idiopathique..... Sans doute l'obstacle par un mucus glutineux est pour quelque chose dans la sibilation et la dyspnée de l'asthme, mais le spasme des divisions bronchiques est évidemment l'élément principal de la lésion; la preuve en est dans l'instantanéité de son invasion et souvent aussi

---

(1) *Anatomie pathologique,* t. II, p. 265 et suiv. — Graves, *Clinique médic.,* trad. de Jaccoud, t. II, p. 131. — Lefebvre, *Recherches médic. sur la nature et le traitement de l'asthme,* etc.

dans l'instantanéité de sa disparition......» Et plus loin (p. 268) : « L'inflammation aiguë ou chronique est la cause la plus ordinaire du rétrécissement par lésion organique des voies aériennes. Ici, comme dans le spasme et souvent à cause du spasme, le danger existe surtout aux deux extrémités des voies aériennes, au larynx et aux dernières divisions bronchiques.... La lésion dans la laryngite et la bronchite catarrhale peut faire périr : 1° par le simple épaississement de la muqueuse, 2° par une sécrétion très-abondante de mucosités, 3° *le plus souvent par l'addition du spasme*. Comment expliquer autrement que par le spasme un accès de dyspnée qui tue un enfant, plus rarement un adulte, à l'occasion d'une laryngite simple ? »

Ainsi donc, d'après tous les physiologistes, l'irritation de la membrane muqueuse du larynx, de la trachée ou des bronches, peut causer la toux, la dyspnée, la suffocation, par une action réflexe déterminant la contraction des muscles de la vie animale (larynx, muscles respirateurs) ou de la vie organique (bronches).

Enchifrènement. — Mais est-ce une raison suffisante pour nier à notre tour la congestion passagère qu'invoquent Bretonneau et, à son exemple, quelques autres médecins pour expliquer ces symptômes? Nullement; elle peut exister de son côté, et non-seulement elle n'est pas en contradiction avec le spasme musculaire, mais encore elle est produite par la même cause, par une *action réflexe agissant sur les vaisseaux*.

Voici ce passage de Bretonneau (*loc. cit.*, p. 270) qui est cité généralement comme impossible à réfuter : «Aucune constriction ne peut resserrer ni diminuer le calibre des narines, et cependant l'enchifrènement cesse et augmente plusieurs fois dans la même heure ; il suffit d'un léger changement de température pour opérer ces vicissitudes. Au début du coryza, la transition du froid au chaud occasionne souvent une turgescence soudaine de la membrane pituitaire, qui cause une occlusion momentanée des narines. Néanmoins, dans ce cas, le conduit qui livre passage à l'air est double, bien plus largement ouvert que ne l'est la fente de la glotte, et la sécrétion muqueuse qui s'accumule, en plus ou moins grande quantité, au détroit rétréci de cet unique pertuis, doit évidemment le laisser ou plus libre ou plus oblitéré. »

Ces variations dans la congestion de la muqueuse pituitaire sont parfaitement exactes ; mais comment se fait cette hyperémie ? L'impression du chaud ou du froid sur la muqueuse nasale, transmise par les nerfs de la sensibilité, est le point de départ d'une action réflexe qui a pour résultat la contraction ou la dilatation des vaisseaux de la muqueuse par l'influence des nerfs vaso-moteurs. Je pourrais m'étendre longuement sur cette application physiologique des actions réflexes sur les nerfs du système ganglionnaire ; j'en ferai seulement remarquer l'importance pour l'interprétation d'une foule de phénomènes pathologiques, comme l'ont démontré les travaux de MM. Cl. Bernard, Schiff, Longet, Brown-Séquard (1), etc.

La congestion de la muqueuse pituitaire par cette dilatation des vaisseaux détermine un gonflement très-notable, car elle est éminemment vasculaire. La membrane de Schneider renferme, d'après Kölliker, des réseaux très-riches et comme caverneux, notamment sur le cornet inférieur ; on comprend dès lors comment survient si facilement l'enchifrènement du coryza.

Par une action toute semblable, il se passera quelque chose d'analogue sur la muqueuse qui revêt les cordes vocales ; sous l'influence de toute cause irritante, l'inspiration d'air froid succédant rapidement à un air chaud, de vapeurs irritantes, etc., les vaisseaux de la muqueuse laryngée se dilateront, et il y aura enchifrènement de la glotte, sur laquelle a tant insisté Bretonneau. Mais remarquons que cette membrane qui recouvre les cordes vocales est peu vasculaire relativement à la muqueuse nasale. A l'état normal, elle est

---

(1) Le résumé en est parfaitement fait dans l'Introduction *sur la Physiologie des actions réflexes,* aux leçons sur le diagnostic et le traitement des différentes formes de la paralysie des membres inférieurs, de M. Brown-Séquard, traduction de Richard Gordon. Dans cette étude, M. Rouget montre très-bien comment une excitation peut produire une action paralysante réflexe, ce qui m'importe surtout au point de vue où je suis placé.

rosée, tellement mince, qu'elle permet de voir par transparence la couleur blanc nacré des ligaments thyro-aryténoïdiens, auxquels elle adhère très-intimement. Une congestion aussi passagère que celle dont il s'agit en ce moment ne pourra donc déterminer qu'une tuméfaction bien légère, et certainement incapable à elle seule de rétrécir la glotte au point de produire cette gêne de la respiration, ces accès de suffocation qui caractérisent la laryngite spasmodique.

Même en admettant cette congestion passagère de la glotte, qui peut causer l'enrouement et la raucité de la voix, se produira-t-elle sous l'influence des causes qui amènent le sifflement laryngé et les accès de suffocation, comme l'émotion, les contrariétés ? Cela me paraît inadmissible, et MM. Rilliet et Barthez me prêtent ici leur autorité. « Nous dirons donc, en retournant la proposition de M. Bretonneau : aucune action nerveuse, aucun accès de colère ne peut produire un gonflement subit et momentané de la muqueuse nasale, et cependant cette même influence produit subitement un accès de suffocation qui disparaît aussi instantanément qu'il a paru. Aucun gonflement de la muqueuse laryngée ne saurait expliquer ce phénomène. » (P. 290).

Après avoir restreint à sa juste valeur l'importance de l'enchifrènement de la glotte, il faut donc admettre, pour expliquer ces différents phénomènes, une contraction spasmodique : 1° des muscles du larynx, 2° et accessoirement des fibres musculaires lisses de la trachée et des bronches.

Diphthérie laryngée.— Quelle que soit la nature du croup sur laquelle j'aurai à revenir plus loin, il faut reconnaître dans cette affection un élément inflammatoire de la muqueuse respiratoire, mais ce n'est pas une inflammation franche, pas plus que la congestion du derme des fièvres éruptives ou le processus phlegmasique de la *pustule variolique*. La formation d'une fausse membrane à la surface des voies respiratoires, qui n'est qu'un des caractères de l'affection diphthéritique, est due à ce travail phlegmasique local au même titre que l'injection et la tuméfaction de la muqueuse ; de même que dans l'angine membraneuse sporadique, angine couenneuse commune ou herpétique, pultacée ou scarlatineuse, il y a exsudation sur la surface libre des matériaux plastiques du sang.

Il est facile de trouver dans les symptômes locaux un trait d'union entre la laryngite ou la laryngo-trachéite avec phénomènes spasmodiques, et la laryngite diphthéritique; car n'est-ce pas par suite de l'analogie de la toux, des modifications de la voix, des accidents de dyspnée et de suffocation que pendant si longtemps on a confondu ces deux maladies? Il a fallu toute la sagacité de Bretonneau et de Guersent pour établir par une étude attentive des symptômes un diagnostic différentiel précis accepté aujourd'hui par tous les médecins. Mais au lit de l'enfant qui meurt asphyxié, il n'est pas toujours facile de poser un diagnostic précis, qui cependant est d'une bien grande importance, puisqu'il s'agit de s'armer du bistouri pour donner accès à l'air qui trouve les voies naturelles obturées.

J'ai déjà parlé de l'injection et de l'épaississement de la muqueuse, éléments accessoires de l'inflammation croupale, de leur influence sur la production de la gêne de la respiration et de l'asphyxie dans la laryngite; je vais maintenant rechercher si la présence de la fausse membrane caractéristique peut suffire à elle seule pour expliquer, par une occlusion toute mécanique bien plus importante, les terribles symptômes du croup. Et d'abord, je m'empresse de déclarer que, dans bon nombre de cas, on trouve la cavité du larynx oblitérée par les dépôts pelliculaires, si ce n'est complétement, du moins d'une manière bien suffisante pour expliquer l'asphyxie par le rétrécissement des voies aériennes.

A ce propos, je dois faire une remarque qui n'a pas échappé à ceux qui ont été témoins d'autopsies de croups opérés par la trachéotomie; lorsque la mort est survenue peu de temps après l'opération (deux ou trois jours au plus), on trouve souvent les parois du larynx revêtues par une épaisse couche de pseudo-membranes qui oblitère la glotte au point de ne plus permettre le passage de l'air. En faudrait-il conclure que cette occlusion existait au même degré avant l'ouverture de la trachée? Non certes; il me paraît évident qu'après l'introduction de la canule, ces dépôts plastiques ont dû augmenter en épaisseur d'autant plus facilement que rien ne s'opposait plus à leur formation et à leur accumulation. Le larynx se trouve, par le fait même de la présence de la canule, converti en une sorte de *cul-de-sac* tout à fait en dehors de l'action mécanique de l'air. Si l'accélération et l'amplitude des mouvements respiratoires sont l'effet du rétrécissement de la glotte, ils exercent aussi une action réciproque sur l'obstacle contre lequel ils sont destinés à lutter ; les secousses de toux sont précisément le moyen que la nature conservatrice emploie pour chasser le corps étranger qui entrave le passage de l'air ; dans les cas heureux, en effet, le détachement et le rejet des fausses membranes en sont la conséquence. Si donc ce moyen, tout à fait physiologique, est supprimé, il arrivera nécessairement que les fausses membranes continueront à être sécrétées par la muqueuse malade, qu'elles augmenteront en épaisseur, et qu'elles n'auront plus d'autre limite à leur développement que le contact de leur surface libre, qu'en un mot elles s'accumuleront dans cette impasse jusqu'à ce qu'elles soient détruites par une sorte de dissolution dans les mucosités, ou de dissociation par un processus régressif de la fibrine qui les constitue, comme par un mécanisme analogue à celui que M. Miquel (d'Amboise) (1) a invoqué pour la transformation des concrétions couenneuses de la trachée et des bronches en mucosités purulentes. Les mouvements de déglutition, les contractions des muscles du larynx, synergiques des puissances inspiratrices, doivent aussi à un degré très-faible favoriser cette élimination.

Il arrive aussi, lorsque le malade guérit, qu'on n'ait pu recueillir de fausses membranes rejetées par la bouche ; on ne pensera pas qu'il y a eu erreur sur l'existence de ces concrétions ; seulement on se rappellera qu'elles ont pu disparaître par le procédé dont je viens de parler, ou bien qu'après avoir été détachées, elles ont été avalées, car les enfants ne crachent pas ; on retrouve quelquefois de ces pseudo-membranes dans l'estomac parfaitement libres, sans trace de phlogose, ce qui indique bien qu'elles n'y sont pas nées.

---

(1) Lettre à la Société de médecine d'Indre-et-Loire, 1848.

OBSERVATION Ire.

A..... (Jules), 18 mois, entré, le 9 avril 1864, salle Saint-Louis, n° 4, service de M. Roger. Enfant bien portant, n'ayant eu ni rougeole, ni scarlatine, mais atteint déjà quatre fois de faux croup, dit-on ; souffrant depuis quinze jours, il tousse un peu ; le 8 avril, il est pris de suffocation ; un médecin appelé prescrit un vomitif. Ce matin, à son arrivée à l'hôpital, asphyxie presque complète, respiration très-faible, pâleur générale, lèvres un peu bleuâtres, fausses membranes sur l'isthme du gosier ; râles muqueux à l'auscultation. Malgré le jeune âge de l'enfant et l'état extrèmement grave dans lequel il se trouve, M. Giraldès pratique la trachéotomie d'une manière très-rapide. L'opération n'amène aucune amélioration ; la respiration est tellement faible qu'à peine si l'on sent l'air expiré par la canule ; quelque temps après, des mucosités sont rejetées en assez grande abondance. — Café avec extrait de quinquina.

Le soir, la respiration est très-fréquente, 80 par minute ; 204 pulsations, pouls très-petit ; la canule est sèche, aucune fausse membrane n'a été expulsée, face d'une pâleur livide, yeux agités, brillants ; râles assez fins dans toute l'étendue des deux poumons, notamment à la base du poumon droit. Le petit malade boit facilement tout ce qu'on lui offre. Les urines n'ont pu être examinées.

Mort, le 10 avril, à cinq heures du matin ; vingt heures après l'opération.

Autopsie. Fausse membrane recouvrant les amygdales, le pharynx, la face postérieure du larynx où elle est très-mince ; une couche couenneuse épaisse remplit complétement la cavité du larynx et s'étend jusqu'à l'incision de la trachée ; au-dessous il n'y en a plus de traces. La plaie faite par l'opération est formée de deux parties, l'une verticale, l'autre transversale beaucoup plus petite, un peu obliquement dirigée ; celle-ci naît à l'extrémité inférieure de la première, ses bords déchirés prouvent qu'elle a été produite probablement par l'écartement du dilatateur. L'anneau trachéal placé immédiatement au-dessous de la plaie est dénué de sa muqueuse sur une petite étendue. La face interne de la trachée est pâle, sans trace d'inflammation, dans sa portion moyenne ; mais des mucosités purulentes très-abondantes en remplissent la portion inférieure, ainsi que les bronches jusqu'à leurs plus petites divisions ; les poumons, congestionnés, présentent de nombreux points de splénisation, surtout à la base du lobe inférieur droit ; la partie supérieure de ce même poumon est emphysémateuse. Dans l'estomac, on trouve des plaques pseudo-membraneuses, les unes libres, assez épaisses, bien probablement avalées ; quelques autres adhérentes à la muqueuse gastrique par plaques irrégulières et minces au-dessous desquelles il y a une injection bien manifeste et circonscrite. Rien dans l'intestin.

Dans cette observation, on voit signalée cette obturation du larynx par la production diphthéritique qui n'existe plus dans le reste des voies aériennes parcourues par l'air ; elle s'y est accumulée de la façon que j'ai exposée ci-dessus. L'estomac présente des fausses membranes de deux ordres : les unes, adhérentes encore à la face interne du viscère, ont été sécrétées par la muqueuse enflammée, et ne sont qu'une des localisations, assez rarement observées d'ailleurs, de la diphthérie ; les autres, distinctes des premières par leur épaisseur, ont été probablement entraînées par la déglutition, car on ne peut supposer qu'elles se soient détachées de la muqueuse stomacale, qui ne présente pas d'autres points phlogosés en dehors de ceux encore revêtus de la pellicule membraneuse.

La présence des fausses membranes ne suffit pas pour rendre compte des symptômes. — Après avoir admis l'importance évidente de l'obstacle mécanique, je vais rechercher si lui seul suffit pour rendre compte de tous les symptômes du croup. La pseudo-membrane développée sur la muqueuse laryngée est-elle toujours assez épaisse pour rétrécir la glotte au point de causer l'asphyxie ? sa disposition, ses déplacements, peuvent-ils toujours expliquer les variations de la dyspnée, les accès de suffocation parfois foudroyants, ces intermittences signalées notamment par Jurine (1)? A ces questions il me semble qu'on doit répondre par la négative ; car :

1° Les fausses membranes peuvent manquer tout à fait ;

2° Elles existent sur la muqueuse laryngée ; les accidents sont très-variables ;

3° Les produits exsudés sont abondants ; il n'y a pas de suffocation, ni même d'asphyxie.

1° *Les fausses membranes peuvent manquer tout à fait.* — Je pour-

---

(1) Rapport de Royer-Collard, p. 22. — Une observation de Guersent (Dict. en 30 vol., t. IX, p. 348).

rais rendre facile ma démonstration en acceptant comme de véritables croups tous les faits relatés par les anciens auteurs, dans lesquels on n'a pas vu de membrane ni pendant la vie ni après la mort (Vieusseux, Rogery) (1).

Je rejette volontiers ces faits au nombre des cas de laryngite striduleuse compliquée ou de laryngo-trachéite intense, comme le pensent Bretonneau, Guersent, Valleix, MM. Rilliet et Barthez, etc. Mais il existe d'autres observations où, après avoir constaté la couenne pathognomonique pendant la vie, sur les amygdales ou dans les matières de l'expectoration, on n'en a pas trouvé, à l'autopsie, dans le larynx pour expliquer les troubles de la respiration. Je citerai notamment celles de Guersent (2) et de Lobstein :

Léger mal de gorge, toux sèche, sonore, avec aphonie, amygdales gonflées, recouvertes de deux petites plaques couenneuses, ganglions sous-maxillaires légèrement développés, dyspnée considérable, fièvre intense.

Mort le cinquième jour avec les signes de suffocation et d'asphyxie.

A la nécropsie, état normal du larynx et des bronches, très-peu de mucus bronchique; les deux poumons parfaitement crépitants; quelques granulations tuberculeuses dans les poumons, et des tubercules dans les ganglions bronchiques qui n'ont pu causer une dyspnée si promptement mortelle (3).

Lobstein (4) rapporte un fait encore plus remarquable : accès de suffocation, anxiété extrême; rémission à la suite de l'expulsion de fausses membranes, par la toux et les efforts de vomissement; amélioration à deux reprises différentes, le troisième et le quatrième

---

(1) *Journal de médecine,* t. XXXVIII, p. 156; 1810.

(2) Dict. en 30 vol., t. IX, p. 359.

(3) M. Hourmann, dans sa thèse, prétend que les accès de suffocation notés par Guersent doivent être attribués à la compression des pneumogastriques par les ganglions tuberculeux.

(4) *Mémoires de la Société médicale d'émulation,* p 560, 11e observ., 2e partie, 8e année.

jour; puis retour des symptômes de dyspnée et mort au milieu des plus violents efforts de respiration.

A l'ouverture du cadavre, contre toute attente, l'examen le plus attentif ne permet de constater aucune espèce d'altération morbide dans les voies aériennes ; les poumons sont blancs ; pas d'engorgement des ganglions lymphatiques. Le petit malade avait succombé à de simples phénomènes d'asphyxie par cause nerveuse.

Guersent, après avoir cité ces deux faits, ajoute : « Ce sera, si l'on veut, un croup nerveux, mais une maladie bien différente au moins du croup pseudo-membraneux. » Il semble supposer une laryngite striduleuse *pseudo-membraneuse*. Mais comment distinguera-t-on du vrai croup cette dernière espèce de laryngite qui n'a été admise du reste par personne, excepté par M. Vauthier (1)? La seule présence de la fausse membrane suffit pour caractériser non-seulement une laryngite couenneuse simple (si tant est qu'on doive l'admettre), mais même une laryngite diphthéritique, quand bien même la production pelliculaire s'est formée en dehors du larynx. Il est bien plus rationnel de retourner l'expression de Guersent, et de penser qu'il s'est agi, dans ces faits, d'une *laryngite pseudo-membraneuse à forme striduleuse ou spasmodique.*

Je pourrais encore citer, d'après Lobstein : Vieusseux, qui signale des cas où après l'expectoration des fausses membranes, on n'en trouva pas après la mort (obs. 2); — Starr ; — Van Berghen, qui vit la mort arriver deux heures après le rejet d'une fausse membrane ; il pouvait y avoir une complication comme la bronchite capillaire, la bronchio-pneumonie, la pleurésie, etc., qui expliquerait suffisamment la mort, et dont ces auteurs ne parlent pas.

Il est bon de faire remarquer que ces faits sont devenus, je ne dis pas plus rares depuis que la trachéotomie est pratiquée, mais moins probants, parce que l'asphyxie, effet de l'obstacle mécanique et du spasme, est retardée par l'opération ; les fausses membranes

---

(1) *Du faux Croup* (thèse de 1843, n° 61, obs. 5).

ont pu disparaître, soit qu'elles aient été expulsées sans être aperçues, soit qu'elles aient été avalées, sans qu'on puisse conclure qu'elles n'ont pas existé, lorsque la nécropsie n'en démontre pas l'existence dans le larynx.

C'est pour une raison semblable que je ne tire pas un argument bien sérieux de la statistique dressée par M. Hussenot, dans sa thèse (1), qui donne le résultat suivant :

Sur 171 autopsies, 21 fois on ne trouve aucune fausse membrane; sans aucun autre détail. La mort a pu arriver trop tard pour permettre de constater la présence de la production couenneuse, et elle a pu être déterminée non par un obstacle au passage de l'air à travers le larynx, mais par des lésions plus ou moins étendues des poumons.

2° Les fausses membranes existent soit sur la muqueuse du larynx seule, soit en même temps sur d'autres points de l'arbre respiratoire.

C'est là le cas le plus commun et qui ne laisse pas de doute pour le diagnostic. C'est donc sur ce point que je dois surtout insister pour prouver qu'à côté de l'obstacle mécanique déterminé par la présence des fausses membranes, il y a aussi et à des degrés très-variables, un spasme de la glotte qui seul peut permettre d'expliquer complétement les modifications de la toux, de la voix, de la gêne de la respiration.

Évidemment, si le dépôt pelliculaire est tout, les symptômes auront une intensité proportionnelle à l'épaisseur et varieront suivant la consistance, le siége précis, le déplacement de ce dépôt, c'est précisément ce que l'observation ne permet pas de constater.

En effet, l'*épaisseur* est très-variable; la fausse membrane peut être très-mince; on l'a comparée à une simple couche de vernis, à la membrane externe de l'œuf, à une feuille de papier. Nola (1616) dit que cette couche blanche est extrêmement super-

---

(1) Thèse de Paris, 1833, n° 63.

ficielle : « Crustulis quibus detersis, sinus cutis profunditate non
«altior remanebat. » Michaelis et S. Bard l'évaluent d'une ligne et
demie à deux lignes ; Sédillot aîné à une ligne. Il me semble que ces
évaluations sont beaucoup exagérées ; les fausses membranes que
l'on recueille après la trachéotomie ou qui sont expectorées, permettent d'en prendre une idée plus réelle ; elles n'ont rarement que
$1/4$, $1/2$ millim. d'épaisseur, très-rarement 1 millim. Nous verrons
d'ailleurs un peu plus loin que, lorsque cette épaisseur est considérable, dans les croups dits infectieux, c'est précisément alors que
les accidents de suffocation ou d'asphyxie sont réduits à leur mi-
nimum d'intensité. Dans la plupart des observations de nécropsies,
l'épaisseur n'est pas notée, on se borne à indiquer quel est le passage resté libre entre les lèvres de la glotte recouvertes de fausses
membranes (1). Comme on examine le larynx dans l'état de relâ-
chement absolu qui suit la mort, on s'imagine que le canal laryngé
est plus ou moins complétement obturé, bien que, par la contraction des muscles dilatateurs de la glotte (crico-thyroïd. postér.) à
chaque inspiration, il devait exister encore un passage notable à l'air.

La *consistance*, en quelque sorte type, des productions diphthériques, est celle d'une membrane résistante, ferme, élastique ; mais il
n'en est pas toujours ainsi. Depuis ce degré jusqu'à la diffluence la
plus grande d'un fluide muco-purulent, on rencontre à la fois tous
les intermédiaires. Il y a bien longtemps déjà que Blaud a caractérisé
ces différents aspects par les noms de myxagène, pyogène et ménin-
gogène (2) ; on ne peut récuser ces faits comme n'appartenant plus à
la diphthérie, car il suffit de la présence d'une fausse membrane sur
un point quelconque des voies parcourues par l'air pour s'assurer de
leur nature ; et l'histologie nous apprend aujourd'hui qu'entre
toutes ces formes si différentes au premier abord, il n'y a qu'une

---

(1) C'est ainsi que Lévêque-Lassource rapporte que, dans un cas, on eût dit
qu'il y avait occlusion complète de la glotte ; d'autres l'ont trouvée réduite à une
demie, un quart de ligne. Elle conserve quelquefois son diamètre normal et semble même dilatée. (*Compendium de médecine*, p. 562.)

(2) *Nouvelles recherches sur la laryngo-trachéite*, 1823.

phase plus ou moins complète de la fibrine exsudée en quantité variable (1). Je ne m'appesantirai pas davantage sur les considérations à propos de la consistance de ces produits de nouvelle formation, parce qu'il est facile de voir que ce ne sont pas eux non plus qui produiront les symptômes du croup, puisque ces mucosités purulentes peuvent exister dans d'autres maladies (trachéite, bronchite, bronchite capillaire, bronchio-pneumonie catarrhale). Il n'y a qu'une dyspnée continue ou une lente asphyxie, et encore dans ces maladies l'élément spasmodique est représenté par la toux.

Dans les formes les plus rapides, ces productions couenneuses peuvent être presque nulles. «Dans ces croups (2), dit Royer-Collard, que l'on peut appeler foudroyants et qui font périr l'enfant dans l'espace de quelques heures, il est rare de trouver une fausse membrane formée, même incomplétement; la mort arrive trop promptement pour que ce phénomène ait le temps de s'opérer,» et Bricheteau (*loc. cit.*, p. 294) admet aussi « que les propriétés physiques des fausses membranes sont relatives au temps qui s'est écoulé depuis son invasion» et signale le même phénomène que Royer-Collard, et cependant le développement est très-rapide (Blaud, Petit, Callisen, Lobstein).

Quant au *siége* et à la *disposition* des fausses membranes, on peut ne trouver que quelques lambeaux membraneux à la face postérieure du cartilage thyroïde ou sur les aryténoïdes (Guersent), la glotte restant par conséquent libre. De même l'observation ne permet pas non plus d'expliquer tous les accès de suffocation par le décollement de la pellicule diphthéritique; ce décollement s'opère par la sécrétion d'un fluide épais et puriforme qui sépare la fausse membrane de la muqueuse à laquelle elle adhérait, puis l'air expulsé par la toux tend

---

(1) Ce qui ne veut pas dire que Valentin ait été dans le vrai en continuant l'erreur des anciens auteurs, en admettant que «l'angine trachéale ou laryngée est identique avec le croup.» (*Recherches histor. et prat. sur le croup*, 1812, p. 806.)

(2) Dict. en 60 vol., t. VII, p. 429.

à la détacher et à l'entraîner de manière à former soupape ; les fausses membranes, encore adhérentes par un de leurs bords, ne sont pas fréquemment rencontrées dans l'autopsie; on peut les diagnostiquer en se rappelant que l'expiration est alors bien plus laborieuse que l'inspiration.

Tandis qu'en France, nous appelons diphthérique l'exsudation plastique qui recouvre la muqueuse des voies aériennes dans le croup, en Allemagne, Rokitansky, Virchow, Friedreich, Lebert, nomment ainsi une sorte d'infiltration des couches superficielles de la muqueuse, et réservent le nom de croupale à l'exsudation pseudo-membraneuse. La description de Rokitansky et de Virchow, rapportée par Georges Lewin (1), s'appliquerait bien plus à l'angine gangréneuse ou ulcéro-membraneuse, à la diphthéroïde de M. Espagne et de M. Boussuge (2); car, lorsque cet exsudat diphthérique qui infiltre les tissus aussi bien qu'il se répand à leur surface, vient à se détacher, il laisse des pertes de substance, des ulcérations plus ou moins considérables qui s'agrandissent par de nouveaux dépôts diphthériques.

Nous ne saurions accepter ce véritable abus du mot diphthérique (3), et nous ne croyons pas devoir rechercher quelle est l'importance sur la production des symptômes du croup de cette infiltration de la muqueuse que personne n'a signalée et que nous n'avons jamais vue pour notre part. Un des caractères anatomiques du croup, généralement reconnu, est précisément le peu de tuméfaction de la muqueuse ; quelquefois seulement on observe

---

(1) *De la Diphthérite spécialement au point de vue des expériences laryngoscopiques, de Georges Lewin* (traduction que je dois à l'obligeance de mon collègue M. Morax).

(2) Thèse de Paris, 1860, n° 184 : *De la Diphthéroïde ou inflammation ulcéro-membraneuse.* Je dois faire remarquer que cet auteur n'a pas vu dans un seul cas le larynx envahi; il rapporte seulement une observation de MM. Bouley et Caillaut qui signalent de petites ulcérations grisâtres du larynx.

(3) Laboulbène, *Recherches clin. et anat. sur les affections pseudo-membr.,* 1861, p. 340.

une infiltration séreuse des replis ary-épiglottiques (1); dans ces cas on peut admettre un renversement de ces replis vers l'ouverture supérieure du larynx par l'action du courant d'air inspiré, comme dans l'œdème de la glotte, ce qui expliquerait jusqu'à un certain point la difficulté de l'inspiration.

Après avoir démontré, je l'espère du moins, l'impossibilité d'expliquer toutes les variations des symptômes du croup par les lésions de la muqueuse et par la présence des fausses membranes, il est encore un argument tiré de la physiologie expérimentale que je veux exposer en quelques mots. M. Faure (2) fait l'expérience suivante : «Un tube en caoutchouc étant fixé dans la trachée d'un chien au moyen d'un embout métallique, je cherchai les résultats de la privation progressive d'air respirable. L'animal pouvait supporter un rétrécissement de la moitié du calibre; mais, passé cette limite, il fut pris d'une angoisse sans pareille; si je rétrécissais encore l'ouverture, ses convulsions étaient au comble. Enfin il mourut subitement au milieu d'une crise des plus terribles, bien que le cylindre ne fût pas tout à fait fermé.» Cette expérience prouve que la respiration continue à se faire malgré le rétrécissement bien considérable des voies aériennes, puisque un tube en caoutchouc fixé dans la trachée est fermé à moitié, sans que l'animal présente de signes de suffocation : la glotte donc pourrait être obturée jusqu'à un certain point sans que pour cela la mort en soit la conséquence. On comprend très-bien que, si cette ouverture est rétrécie de moitié, par exemple, un courant d'air plus rapide pourra suppléer à l'insuffisance de l'ouverture (3). De là la fréquence de la respiration,

---

(1) M. Sestier a rapporté trois observations d'œdème de la glotte ayant compliqué le croup (*Traité de l'angine œdémateuse,* p. 83, 84).

(2) *De l'Asphyxie et de son traitement ; comparaison des différents modes d'asphyxie (Archives gén. de méd.,* t. VII, 5ᵉ série, mars 1856).

(3) On pourrait même calculer cette rapidité en se rappelant que les aires de deux surfaces sont entre elles comme le carré des rayons des cercles circonscrits ; si l'un est moitié de l'autre, la surface sera le quart. Il suffira donc que, dans l'espèce, la vitesse du courant d'air inspiré soit quatre fois plus grande, et non deux fois, comme le dit M. Longet (*Traité de physiologie,* t. I, p. 671).

les amplitudes des mouvements inspiratoires, au point que chez les jeunes enfants ce *tirage* s'accompagne d'une dépression xiphoïdienne et d'un retrait de la base du thorax par suite du peu de résistance qu'offrent les côtes et les cartilages costaux aux insertions du diaphragme. Aussi Bretonneau me paraît avoir été beaucoup trop loin quand il dit :

« Si on consulte la plupart des auteurs qui ont écrit sur le croup, on verra qu'ils s'accordent à penser que le moindre pertuis doit laisser pénétrer une quantité d'air assez grande pour suffire aux besoins de la respiration. En vain ils ont pu constater que, dans l'angine diphthéritique la plus intense, l'occlusion de la glotte n'était jamais complète ; en vain ils ont entendu les malades articuler, jusqu'au dernier instant, des sons faibles, mais distincts ; la mort n'a point été attribuée à sa véritable cause, au *simple rétrécissement* de l'ouverture des canaux aérifères, mais à un état spasmodique qui est loin d'exister. » Je ne dirai pas qu'il suffit d'un simple pertuis pour laisser un passage suffisant à l'air, l'expérience de M. Faure serait là pour prouver qu'il y a une limite de rétrécissement au delà de laquelle apparaissent les accès de suffocation ; mais il faut déjà des fausses membranes d'une certaine épaisseur pour réduire la glotte à la moitié de ses dimensions, on ne sait pas si la respiration ne serait pas incompatible même avec une fente plus étroite, et précisément, dans un très-grand nombre de cas, l'exsudation plastique n'est pas arrivée à un si haut degré de développement.

Je ne confonds pas d'ailleurs l'action d'un obstacle subit d'un passage de l'air avec un rétrécissement lentement développé auquel l'organisme peut s'habituer ; les expériences de M. Faure s'appliquent très-bien à l'espèce dont il s'agit ; en effet l'aplatissement subit du tube en caoutchouc cause non pas une asphyxie ordinaire, mais la suffocation qui en est une forme bien spéciale, comme l'a démontré cet auteur auquel M. Tardieu vient encore apporter le concours de son autorité (1).

---

(1) *Ann. d'hygiène et de méd. légale,* t. IV, 1855; mémoire sur la suffocation.

Dans le croup, cet accès de suffocation est produit par le rétrécissement ou l'oblitération subite de la glotte, non pas toujours par une fausse membrane se déplaçant et formant soupape, mais aussi par la contraction spasmodique des muscles constricteurs.

3° Les produits exsudés existent en quantité très-considérable ; il n'y a pas de suffocation ; la mort est déterminée par une asphyxie trèslente, ou par l'intoxication.

Si les accès de suffocation peuvent survenir quelle que soit la disposition des fausses membranes, ils peuvent aussi ne pas se présenter, malgré l'épaisseur considérable de ces productions. C'est là un autre genre de preuve d'une grande importance, car, si la théorie mécanique était vraie, ces symptômes seraient proportionnels à l'obstacle. Or le croup adynamique, typhoïde (1), le croup infectieux, la diphthérie généralisée, maligne, sont remarquables par l'existence dans les voies respiratoires de pseudo-membranes d'une épaisseur considérable, d'une consistance molle, diffluente ; et c'est précisément dans ces cas que l'asphyxie se montre tellement lente que les malades succombent par la sidération résultant de l'intoxication générale. Dans cette forme si grave, on n'observe presque jamais le sifflement laryngé, ni les paroxysmes propres au croup sthénique (Albers), franchement inflammatoire, sporadique ou strangulatoire.

Tous les observateurs ont mentionné cette abondance et cette fluidité de l'exsudat dans la forme infectieuse de la diphthérie épidémique, sa marche insidieuse et latente. Je puis citer : Albers, Guersent (2), Boudet (3), Becquerel (4), Empis (5), Bouillon-La-

---

(1) Albers, de Brême, Rapport de Royer-Collard, p. 79, 84.

(2) Dict. en 30 vol., t. IX, p. 366.

(3) *Archives gén. de méd.*, t. XIII, p. 433; 1842.

(4) *Épidémie d'affections pseudo-membraneuses et gangréneuses qui régna à l'hôpital des Enfants dans le cours de* 1841 (*Gazette médicale*, 1843, p. 723).

(5) *Étude de la diphthérie d'après une épidémie observée à l'hôpital Necker en* 1848 (*Archives gén. de méd.*, t. XXII, p. 141, 4e série; 1850).

grange (1), Bricheteau (2), Bouchut (*loc. cit.*, p. 257), Hervieux (3), Laboulbène (4); MM. Millard, Saint-Laurent, Peter, en signalent plusieurs observations. Enfin M. Trousseau, après avoir établi ce fait, déclare, comme M. Millard, que la principale condition de la trachéotomie est la prédominance des caractères de l'asphyxie sur l'ensemble des symptômes offerts par les malades.

La diphthérie secondaire présente également les mêmes caractères; les plaques couenneuses sont peu étendues, peu épaisses, molles, moins adhérentes, mélangées à un liquide purulent ou muqueux, d'après MM. Rilliet et Barthez qui n'ont constaté que 2 fois sur 11 l'expiration bruyante, et une fois seulement un accès de dyspnée qu'ils rapportent au gonflement des ganglions sous-maxillaires (*loc. cit.*, p. 287).

En résumé, malgré la présence de productions couenneuses dans le larynx et les voies aériennes, bien souvent il n'y a pas de symptômes propres à l'obstacle mécanique au passage de l'air. A part la toux croupale (et elle manque souvent), la voix éteinte, qui s'expliquent par l'altération de l'anche glottique, les phénomènes symptomatologiques sont les mêmes que lorsqu'il existe une diphthérie généralisée ayant respecté le larynx; on n'observe que de la pâleur, une prostration extrême qu'on a rapportées avec bien plus de raison à l'intoxication qu'à l'asphyxie. Si les accès de suffocation éclatent, ce n'est qu'au dernier moment et lorsque les concrétions existent certainement depuis longtemps dans le larynx et la trachée.

J'ai recueilli moi-même quelques observations que je crois assez intéressantes pour être reproduites. J'aurais pu en citer un plus grand nombre, mais je n'ai pas voulu parler des cas où la trachéo-

---

(1) *Quelques remarques sur l'angine couenneuse épidémique* (*Gazette hebdomad.*, 1859, p. 388).

(2) *Relation d'une épidémie de diphthérie observée à l'hôpital des Enfants en 1859* (thèse, 1861, p. 57 et 81).

(3) *De la Diphthérie* (thèse d'agrégation, 1860, p. 29).

(4) *Recherches cliniques et anatom. sur les affections pseudo-membran.*, 1861, p. 360, 68.

tomie a été pratiquée, parce que l'abondance des fausses membranes dans le larynx peut précisément être expliquée comme je l'ai fait plus haut, ou bien parce qu'on pourrait objecter que les accès de suffocation seraient apparu si l'opération n'avait pas été faite. Mon collègue et ami, M. Laborde, m'a communiqué bon nombre d'observations recueillies par lui de diphthérie laryngo-trachéale à forme catarrhale ou muqueuse, où le processus asphyxique a suivi une marche croissante, sans suffocation ; dans plusieurs d'entre elles, un très-médiocre bénéfice fut obtenu par l'incision de la trachée; la mort arrive, d'une part, par l'asphyxie que cause l'obstruction des bronches par une énorme quantité de muco-pus avec quelques fausses membranes, et, d'autre part, par l'état général, conséquence de la diphthérie dont les localisations étaient multiples.

Je me borne aux deux faits suivants observés, cette année même, à l'hôpital des Enfants.

Obs. II. — D..... (Alphonsine), 2 ans, est entrée, le 29 décembre 1863, dans le service de M. Roger, salle Sainte-Geneviève, n° 13, pour une entérite chronique ; le 30 janvier 1864, elle contracte la rougeole, et, le 4 février, une varioloïde assez confluente à la face ; les pustules, malgré l'aspect violacé qu'elles avaient revêtu, sont desséchées le 15 février. L'enfant est très-affaibli ; ce même jour, on aperçoit un jetage muco-purulent très-abondant par les narines, l'amygdale gauche est couverte par une plaque pseudo-membraneuse blanchâtre ; pas d'*accès de suffocation* ; la voix est éteinte, la toux rauque ; sidération complète, à part quelques grincements de dents ; mort le 16 février.

A l'autopsie, les fausses membranes remplissent tout le canal laryngo-trachéal et s'étendent jusque dans les ramifications bronchiques ; hépatisation du lobe inférieur du poumon gauche, et de quelques lobules du poumon droit.

Obs. III. — Q...... (Louis), 2 ans et demi, salle Saint-Louis, n° 10, service de M. Roger, est admis, le 11 janvier 1864, pour une simple grippe ; cet enfant, d'une assez faible santé antérieure, ne se rétablit pas complétement ; les râles muqueux persistent disséminés dans les deux poumons ; la pâleur et la faiblesse augmentent et font soupçonner le développement de tubercules. Le 10 février, apparaît une angine diphthéritique avec écoulement nasal séro-purulent. Engorgement ganglionnaire sous-maxillaire. — Potion avec perchlorure de fer, 1 gr.

Le 11. Les fausses membranes sont très-visibles sur les narines, elles se développent dans le conduit auditif externe du côté droit.

Le 12. Le jetage est très-abondant par le nez et l'oreille droite qui saigne un peu; la voix devient rauque; elle s'éteint complétement; le 13 pendant toute cette journée, épistaxis incoercible; point de dyspnée, *pas d'accès de suffocation,* la mort arrive graduellement par asphyxie lente et surtout par une sorte d'état typhoïde.

Autopsie le 15. Les fosses nasales n'ont pas été examinées; fausses membranes sur l'amygdale gauche, dans la cavité du larynx et sur les cordes vocales, l'épiglotte est œdématiée; aucune production diphthéritique sur les autres points de l'isthme du gosier, ni dans la trachée, ni dans les bronches; le poumon gauche est induré, très-dense, d'un rose pâle dans son lobe supérieur et une partie du lobe inférieur; sur la coupe, à la pression, du pus sort des canaux bronchiques; à la base des deux poumons, suffusions sanguines sous-pleurales. Le poumon droit est très-congestionné, splénisé. Pas de tubercules.

A ces deux observations de diphthérie contractée dans les salles, j'ajouterai la suivante recueillie par mon collègue, M. Lemaire.

Obs. IV. — Salle Saint-Jean, n° 15. P..... (François), 4 ans et demi, entre, le 18 janvier 1864, pour une diarrhée datant de six mois, il présente en outre tous les signes physiques et rationnels de tubercules pulmonaires. Dépérissement progressif, fièvre hectique. Le 22 février, il est pris d'angine couenneuse avec gonflement énorme des ganglions sous-maxillaires, écoulement nasal abondant, fausses membranes sur l'isthme du gosier; la voix devient rauque, puis aphone; *sans accès de suffocation,* bruit rude à chaque inspiration; la dyspnée n'est pas considérablement augmentée, elle est continue, mais modérée.

Le 25, pendant la visite, à la suite d'une exploration de la gorge qui avait été assez pénible et pendant laquelle avait été rejeté un gros bouchon pseudo-membraneux, le malade est pris d'un accès de suffocation, il meurt subitement. La respiration artificielle, pratiquée à l'aide de mouvements imprimés à la base du thorax, et l'application de l'électricité sont en vain essayées.

Autopsie. La base de la langue, le voile du palais et ses piliers, l'épiglotte et les replis aryténo-épiglottiques sont recouverts d'une épaisse fausse membrane adhérente qui se prolonge dans le larynx dont l'orifice supérieur est considérablement rétréci; pas de pseudo-membrane libre; en outre les poumons sont farcis de tubercules, notamment à la base, où ils forment une masse caséeuse énorme; les ganglions bronchiques et mésentériques complétement tuberculeux sont considérablement augmentés de volume.

Les nerfs pneumogastriques sont refoulés en arrière par les masses ganglionnaires tuberculeuses sur la face postérieure desquelles ils sont appliqués au fond d'un sillon qu'il faut sculpter pour les disséquer.

Croup des adultes. L'absence de paroxysmes est le caractère de la diphthérie des adultes (1). On ne peut pas alléguer que c'est parce que les fausses membranes sont peu épaisses relativement à l'aire de la glotte, car j'ai prouvé que, quelle qu'en soit la minceur, elles peuvent provoquer ces accès de suffocation chez les enfants. Il faut invoquer une autre cause (2): la forme plus maligne de l'intoxication chez les adultes et peut-être une moins grande irritabilité. Le croup est en effet, à cet âge, presque toujours secondaire ou épidémique (6 fois sur 8, Louis), ce qui ferait rentrer ces faits dans la catégorie précédente (3). Le seul croup simple, observé par M. Louis, a présenté les caractères ordinaires du croup des enfants.

M. Louis fait remarquer que « si, chez les enfants, la fausse membrane rétrécit proportionnellement davantage les voies aériennes que chez l'adulte, c'est rarement au point de former un obstacle mécanique à la libre circulation de l'air ; et, comme la mort arrive souvent après la sortie des fausses membranes, on a renoncé depuis longtemps à expliquer la mort par l'effet d'un obstacle mécanique à l'entrée de l'air dans les poumons. Nos observations démontrent combien un pareil obstacle doit être rare chez l'adulte où la mort arrive malgré la largeur du larynx et la liberté des voies aériennes ; elles indiqueraient au besoin et par la même raison qu'on a beaucoup trop accordé à l'étroitesse du larynx dans la pro-

---

(1) Louis, *du Croup considéré chez l'adulte* (*Archives gén. de méd.*, t. IV, 1re série; 1824).

(2) M. Trousseau explique la gravité du croup chez les adultes par le diamètre plus grand des voies respiratoires, de telle sorte que l'asphyxie apparaît bien plus tardivement et lorsque la diphthérie a déjà fait de grands progrès.

(3) Une triste observation à ajouter au nécrologue médical de la diphthérie m'a malheureusement permis de constater cette marche insidieuse. M. Rosey, élève stagiaire dans le service de M. Roger, est atteint, au mois de janvier de cette année, d'une diphthérie contractée sans doute dans les salles de l'hôpital ; il meurt sans symptôme bien prononcé d'asphyxie et avec tous le signes de l'infection générale.

MM. Horteloup, Charcellay, etc., ont signalé cette différence du croup chez l'adulte.

duction des phénomènes du croup chez l'enfant. » On a invoqué, ajoute M. Louis , pour expliquer la mort, un *spasme de la glotte et de la trachée qui est tout aussi admissible* chez l'homme que chez l'enfant, car l'aspect des poumons ne ressemble en rien à celui des mêmes organes sur le cadavre des asphyxiés (Lobstein). «Nul doute que le défaut de respiration n'amène la mort, mais sans doute que le cœur et les poumons cessent en même temps leurs fonctions, ce qui empêche l'asphyxie proprement dite d'avoir lieu» (*loc. cit.*, p. 379).

En fin de compte, l'obstruction des voies aériennes par les fausses membranes ne suffit donc pas pour donner une explication suffisante des symptômes du croup.

II.

DU SPASME, SON MÉCANISME, SES EFFETS.

N'accorder qu'une importance relative à l'obstacle mécanique déterminé par l'altération presque nulle de la muqueuse et surtout par l'exsudat fibrineux, c'est reconnaître que l'élément nerveux joue un rôle bien plus réel dans la production des troubles de la voix, de la toux , du sifflement laryngé et des accès de suffocation. Il est dès lors bien facile de comprendre les variations pour ainsi dire infinies que présentent les symptômes dyspnéiques du croup ; il est en effet dans la nature même des phénomènes nerveux d'être très-instables dans leur apparition et dans leur développement (1), tout en obéis-

(1) «Cette périodicité remarquable que présentent les symptômes, alors même que leur cause déterminante agit d'une façon continue, paraît appartenir en propre au système nerveux.» (Graves, *Clinique méd.*, trad. de Jaccoud, t. I, p. 744.) De même l'intermittence de la dyspnée dans les catarrhes chroniques et dans la laryngite pseudo-membraneuse ; «il y a là sans contredit une modification passagère et insaisissable du système nerveux ; mais nous ne pouvons aller au delà.» (*Id.*, t. II, p. 37.)

sant probablement à certaines lois qui nous échappent encore. D'ailleurs ces phénomènes nerveux se retrouvent à un degré plus ou moins manifeste dans toutes les maladies : ce ne serait pas un mince travail que de rechercher leur influence sur tous les points du cercle entier de la pathologie, soit qu'elle soit primitive, soit qu'elle soit mise en jeu consécutivement aux diverses lésions des organes. Sur ce point, la science contemporaine a déjà fait de grands progrès en montrant comment tous les actes physiologiques sont dans une dépendance très-étroite ; cette dépendance existe non-seulement dans la production des phénomènes de sensibilité et de motilité, mais encore dans les manifestations de la vie organique, comme la circulation de laquelle dépendent la nutrition, les sécrétions, etc. Dans les maladies cet enchaînement existe également ; et c'est avec cette notion bien établie qu'on pourra tenter de coordonner logiquement les rapports des actes morbides.

Dans le croup, l'inflammation de la muqueuse laryngée, la présence d'une couenne à sa surface, en un mot l'irritation de cette membrane muqueuse est le point de départ d'actions réflexes dont le résultat est, d'une part, la contraction des muscles respirateurs (efforts d'inspiration, toux), et, d'autre part, la contraction des muscles du larynx (sifflement laryngé, occlusion spasmodique de la glotte qui produit les accès de suffocation) (1). Ces mouvements réflexes qui atteignent un si haut degré dans l'angine spasmodique, sont très-variables dans la laryngite pseudo-membraneuse, et c'est précisément leurs variations, leurs effets, sur les diverses parties de l'arbre respiratoire, sur leurs fonctions et sur le reste de l'économie que je vais essayer d'analyser.

La toux, les violents efforts d'inspiration, sont très-faciles à expliquer, quelle que soit la nature mécanique ou spasmodique du rétrécissement du conduit aérien ; je passe immédiatement aux symptômes laryngiens.

---

(1) M. Sestier admet également l'intervention du spasme dans l'œdème de la glotte. *De l'Œdème de la glotte (Archives gén. de méd.,* t. XXIII et XXIV, 4ᵉ série ; 1850).

D'abord s'agit-il réellement d'un spasme? La question semblerait n'avoir pas besoin d'être posée ; car, comme nous l'avons vu, tous les auteurs qui ont admis quelque chose en dehors de l'obstacle mécanique ont parlé de ce spasme. Mais la paralysie momentanée des muscles de la glotte pourrait bien produire la dyspnée, les accès de suffocation, l'aphonie, comme après la section des nerfs laryngés inférieurs (Legallois). Et cette paralysie serait conforme avec ce qu'on observe dans d'autres inflammations ; ainsi l'immobilité du voile du palais, dans l'angine, cause les troubles de la déglutition ; la péritonite amène l'inertie de l'intestin (comme cela s'observe quelquefois dans les hernies étranglées, lorsque, après le débridement, la circulation des fèces ne se rétablit pas (Velpeau) ; la cystite s'accompagne de rétention d'urine, etc.

L'hypothèse de cet état paralytique dans le spasme de la glotte dit *idiopathique* a été soutenue par Hugh Leigh et par le Dr Hourmann, dans sa thèse inaugurale (1) ; ce dernier va même jusqu'à nier l'existence de l'angine striduleuse sans compression des nerfs pneumo-gastriques et des récurrents.

La réfutation est très-facile, et elle a été très-bien faite par M. Axenfeld (2) : comme lui, il suffit de remarquer que « l'intermittence est un phénomène aussi rare dans les paralysies qu'il est fréquent dans les spasmes. » Il n'y aurait donc pas de longs intervalles de rémission comme ceux qui séparent les paroxysmes du croup.

Dans les exemples que je viens de citer tout à l'heure, il y a plutôt immobilisation par suite des lésions trophiques de l'inflammation, que véritable paralysie ; et enfin lorsque dans la convalescence la paralysie survient réellement, les troubles sont totalement différents (page 67 et suiv.).

De même M. Ch. Pinel (3) regarde comme cause déterminante de l'accès d'asthme la paralysie momentanée des petits canaux bron-

---

(1) *De quelques Effets peu connus de l'engorgement des ganglions bronchiques,* thèse 1852, n° 319.

(2) *Pathologie médicale de Requin,* t. IV : *du Spasme de la glotte,* p. 415.

(3) *De l'Asthme* (thèse, 1858).

chiques. M. Jaccoud a répondu d'une manière qui me paraît irréfutable (*Clinique médicale de Graves*, note, t. II, p. 131).

L'action nerveuse réflexe qui s'exerce sur les muscles de la glotte produit donc un spasme, c'est-à-dire une contraction convulsive de ces muscles, comme la toux qui est déterminée par la convulsion réflexe des muscles expirateurs. Une foule de causes pourront provoquer ce spasme : un courant d'air froid inspiré, le déplacement d'une fausse membrane, la déglutition, une émotion morale comme la frayeur, la colère, de même qu'on voit dans la coqueluche une quinte survenir par un motif semblable. Il faut avouer du reste que beaucoup de causes doivent nous échapper, lorsqu'on songe qu'il suffit de la moindre variation dans l'état anatomique de la muqueuse, et surtout dans l'excitabilité locale et générale du malade pour expliquer ces différences.

Ce spasme sympathique de la glotte a été reconnu par la plupart des auteurs ; tous ceux que nous avons cités précédemment (Jurine, Vieusseux, Double, Royer-Collard, Desruelle, Bricheteau), en insistant sur la forme spasmodique ou nerveuse du croup, admettent tous que la contraction des muscles du larynx est mise en jeu par l'inflammation ou le catarrhe de la muqueuse. Albert, Valentin et Lobstein seuls tendent à confondre le croup avec l'asthme aigu de Millar qui est vraiment un spasme essentiel. Dans les longs développements qu'il donne pour expliquer le spasme auquel il fait jouer un si grand rôle, Blaud (de Beaucaire) montre bien que ce phénomène n'est qu'une complication sympathique (*loc. cit.*, p. 313), et il lui reconnaît pour cause immédiate l'*irritation du larynx transmise à l'encéphale qui réagit* vivement sur les constricteurs du larynx. Lobstein lui-même, qui a exagéré l'élément nerveux dans le croup au point d'en faire l'élément fondamental, suppose qu'un principe catarrhal agit sur les nerfs très-sensibles du larynx, exerce sur la huitième paire de nerfs une irritation pour ainsi dire spécifique, en vertu de laquelle l'organe est placé dans un état de température nerveuse, d'où une sorte d'éréthisme du poumon vaguement désignée sous le nom de *spasme*, et enfin une modification telle de la sécrétion qu'au lieu de mucus il y a sécrétion de lymphe plastique, etc.

Pour confirmer sa théorie, il veut prouver que toute irritation au larynx se comporte comme une irritation à l'orifice du conduit excréteur d'une glande, irritation transmise par l'intermédiaire des nerfs et modifiant le ton de cet organe; que la force nerveuse préside aux sécrétions, qu'elle régularise l'action des vaisseaux sécréteurs, etc..... (*loc. cit.*, p.567).

Ne reconnaît-on pas, dans ces expressions de Lobstein et de Blaud, tout ce qui constitue aujourd'hui le pouvoir réflexe appliqué non-seulement à la contraction des muscles, mais encore à la sécrétion et à la circulation?

C'est sur le mode de production de cette action réflexe que je vais maintenant m'arrêter.

Sensibilité de la muqueuse laryngée; ses modifications.—Le point de départ de l'action réflexe est l'impression sur la muqueuse du larynx enflammée par une des causes que nous venons d'énumérer : il nous faut donc considérer d'abord la sensibilité de cette membrane. Elle offre en effet quelque chose de spécial; éminemment irritable, comme le prouvent les violents accès de suffocation qui surviennent lorsqu'une substance quelconque, l'air excepté, s'introduit dans les voies aériennes, elle ne présente qu'à un degré très-faible la sensibilité à la douleur proprement dite; dans la plupart des laryngites, on n'observe pas cette douleur vive qui caractérise les autres inflammations, il y a plutôt une sensation de gêne plus ou moins intense, qui porte les enfants atteints de croup (1) à porter la main au devant du cou, comme pour chercher à arracher l'obstacle dont ils

---

(1) Cette absence de douleur laryngée avait déjà étonné F. Home. « Que la membrane de la trachée-artère, dit-il, qui s'irrite pour l'ordinaire si facilement par la plus légère cause, vienne à souffrir paisiblement la présence d'une si grande quantité de matières aussi abondantes et d'une membrane aussi épaisse que dans le croup, ce n'est pas, de toutes les circonstances qui accompagnent cette maladie, celle qui excite le moins d'étonnement. »

ont conscience. Et encore cette sensibilité, d'après M. Cl. Bernard (1), serait limitée à la face supérieure des cordes vocales. On pourrait donc penser que, dans le système pneumogastrique, la sensibilité récurrente prédomine sur les autres modes de sensibilité; il n'y a d'ailleurs que le nerf laryngé supérieur qui jouisse d'une grande sensibilité à l'excitation directe, le pneumogastrique lui-même est à peu près insensible.

L'excitabilité de la muqueuse laryngée est elle-même très-variable; outre toutes les différences qu'elle présente à l'état physiologique, il y en a d'autres qui sont propres à l'état pathologique; elle est évidemment augmentée par la phlegmasie (le processus inflammatoire peut être considéré lui aussi, comme je l'ai dit plus haut, comme la réponse des vaisseaux à l'action réflexe déterminée par les causes qui l'ont produit par l'intermédiaire des nerfs vaso-moteurs). Mais cette excitabilité subit aussi l'influence de l'état général du malade. Elle devient à peu près nulle quand l'adynamie atteint un certain degré; il me suffit de signaler l'observation suivante de M. Beau (2). Pendant qu'un malade, atteint d'une fièvre typhoïde grave, buvait de la tisane, quelques gouttes s'introduisent dans la trachée; aussitôt gargouillement à grosses bulles qui disparaît en quelques instants, et cependant point de toux ni d'accès de suffocation. Il y avait absence complète de réaction vitale, en effet le malade présentait une analgésie profonde.

Cette perte de la sensibilité s'applique parfaitement aux affections du larynx, au croup en particulier; soit que l'asphyxie croissante ait produit l'anesthésie, soit que l'intoxication générale diphthérique ait jeté le malade dans une adynamie profonde, la muqueuse laryngée, jusque-là si sensible, devient aussi anesthésique, et l'irrita-

---

(1) *Leçons sur la physiol. et la pathol. du système nerveux*, t. II, p. 348. On comprend dès lors comment la présence de fausses membranes sur cette face supérieure de la glotte produise plus sûrement des accès de suffocation qu'en tout autre point des voies aériennes.

(2) Thèse de M. Bacquias : *du Spasme de la glotte*, 1853, n° 271.

bilité n'existant plus, il y a suppression des mouvements réflexes, les muscles du larynx, les muscles inspirateurs ne réagissent plus ; le sifflement laryngé, la toux, les accès de suffocation, disparaissent, c'est déjà le calme de la mort.

L'impression produite sur la muqueuse de l'arbre respiratoire est *transmise* par la portion sensitive du pneumogastrique jusqu'aux centres cérébro-spinaux, et là elle est transformée en principe d'action qui est réfléchi par diverses voies. Le spinal et surtout la portion motrice du pneumogastrique, quelles que soient leurs sources, le conduisent aux muscles du larynx et aux poumons, les nerfs respirateurs de tous les ordres aux muscles respirateurs; enfin le grand sympathique lui-même ne reste pas inactif, les nerfs vaso-moteurs plus ou moins paralysés permettent la dilation des vaisseaux de la muqueuse, d'où la congestion, la tuméfaction et l'hypersécrétion.

Je vais maintenant étudier ces effets ; je ne les analyserai pas tous, il me suffira de présenter quelques considérations sur quelques-uns d'entre eux.

Accès de suffocation.— La conséquence de la contraction spasmodique des muscles du larynx est facile à saisir ; tous ces muscles, à l'exception des crico-aryténoïdiens postérieurs, sont constricteurs de la glotte, il en résultera donc une occlusion plus ou moins complète de cette fente qui, s'ajoutant au rétrécissement dû à la fausse membrane, empêchera l'accès de l'air, d'où la suffocation. Cette simple considération physiologique suffit pour ruiner l'objection suivante de M. Bretonneau : «Tout porte à croire, au contraire, que les contractions des muscles du larynx tendent simultanément avec toutes les puissances inspiratrices à agrandir la voie qui doit laisser pénétrer l'air dans les poumons.» (*loc. cit.* p. 271). Or les crico-aryténoïdiens postérieurs sont les seuls muscles du larynx qui agissent dans le même sens que les muscles inspirateurs, en dilatant la portion intercartilagineuse (1) ; si leur action continue de s'exercer, au moment des paroxysmes, elle sera annulée par toutes les puissances opposées, représentées par tous les autres muscles du larynx convulsés. Ces deux systèmes de muscles antagonistes reçoivent leur innervation de deux sources différentes : le nerf spinal préside à la voix, le nerf pneumogastrique à la respiration (2), on peut donc facilement s'expliquer leur influence opposée malgré leur commune mise en jeu par l'irritation de la muqueuse.

La glotte interaryténoïdienne ou respiratoire se dilate dans les intermittences pour favoriser l'abord de l'air; cette action est synergique avec celle des muscles inspirateurs dont les énergiques contractions (tirage) luttent contre l'occlusion partielle des voies aériennes; la glotte interligamenteuse ou vocale se rétrécit dans les accès de suffocation, et l'emporte sur l'action en sens inverse de la première (3).

Sifflement laryngé. — Ce signe est souvent continu, ou du moins il le devient à la deuxième période du croup. Au premier abord, on ne pourrait songer à le rapporter à la contraction des muscles; on ne doit pas évidemment méconnaître l'influence de l'épaississement de la muqueuse et des fausses membranes qui la recouvrent

---

(1) Longet, *Physiologie*, t. I, p. 668.

(2) Cl. Bernard, *Leçons sur la physiol. et la pathol. du système nerveux*, t. II.

(3) Dans le larynx des jeunes enfants, la glotte interaryténoïdienne est presque nulle relativement aux dimensions de la glotte interligamenteuse. J'avais essayé, par des mensurations précises, de rechercher ce rapport, qui varie suivant le sexe et surtout suivant l'âge; le temps m'a manqué pour recueillir un nombre suffisant d'observations. Cette différence de proportions explique très-bien anatomiquement comment la suffocation sera bien plus intense chez l'enfant que chez l'adulte, puisque la contraction des constricteurs aura pour effet d'obstruer plus complétement la glotte, qui est presque entièrement ligamenteuse. Cependant, d'après les expériences de M. Cl. Bernard, la section des nerfs spinaux chez les très-jeunes animaux détermine l'aphonie sans suffocation, ce qui démontre encore la distinction des fonctions des nerfs spinaux et des nerfs pneumogastriques, quels que soient les rapports des deux portions de la glotte.

sur les vibrations des cordes vocales et de la colonne d'air expiré. Cependant, en remarquant que ce sifflement se montre dès le début dans le croup foudroyant, qu'il est surtout manifeste dans les paroxysmes, quoique la lésion n'ait pas varié, ne doit-on pas admettre qu'il existe alors un rétrécissement plus notable de la glotte, par une sorte de contraction convulsive persistante des muscles du larynx ? Ce sifflement est plus intense dans l'inspiration que dans l'expiration. A l'exemple de Blaud (*loc. cit.*, p. 326), on peut l'expliquer par la surexcitation de la muqueuse, par le contact de l'air extérieur : d'où résulte à cet instant une contraction musculaire plus énergique.

Les bibliographes en général ne rendent pas assez justice aux travaux de cet auteur; il a développé, en effet, avec beaucoup de sagacité le rôle qui appartient au spasme glottique dans la production de la dyspnée, du sifflement, de la voix et de la toux; on peut tout au plus lui reprocher quelques longueurs et quelques erreurs physiologiques sur l'action des muscles du larynx. Je ne puis mieux faire que de renvoyer à son ouvrage pour l'étude complète de ces phénomènes; on sera convaincu qu'il n'a rien exagéré, si ce n'est le rapport absolu entre le spasme et l'intensité de la lésion, surtout en se rappelant qu'il ne traite pas seulement du croup, mais de toutes les formes de laryngo-trachéite.

Voix. — Il faut ici séparer deux choses bien distinctes, le timbre et la production même des sons. Le *timbre*, si profondément modifié dans le croup (enroué, rauque, étouffé, éteint, etc.), dépend surtout des modifications physiques des parois du tube porte-vent et de l'anche membraneuse ; c'est également le timbre qui donne le caractère spécial de la toux (croupale, enrouée, rauque, métallique, sourde, aboyante, clangoureuse).

Albers et Double ont plus spécialement rapporté la voix croupale à la phlegmasie de la muqueuse et à la présence des produits qu'elle sécrète ; mais Blaud, Bricheteau, Royer - Collard, ont réservé une part active au spasme du larynx et de la trachée; Desruelles l'a même exagérée en prétendant que ce spasme suffisait; leur

argument principal est que « la fausse membrane n'est pas encore
formée dans la première période de la maladie et que déjà la voix
est rauque et la toux souvent accompagnée du son croupal » (Royer-
Collard, Dictionn., p. 419). A la rigueur, on trouverait dans l'enchifrènement de la muqueuse, au début du croup et de l'angine
spasmodique, une altération suffisante pour expliquer physiquement
la modification du timbre (Trousseau); mais, lorsqu'on observe les
variations extrêmes de la voix et de la toux, on est forcé d'admettre qu'elles sont dues aux muscles du larynx, ceux-ci agissent
alors sur la production même des sons avec une incoordination telle
que ces troubles en sont la conséquence.

Voici une observation communiquée par mon excellent collègue
et ami M. Charle qui prouve que la présence de fausses membranes
abondantes ne suffit pas pour amener l'aphonie :

Obs. V. — « Dans la soirée du 7 mars 1864, est entrée, à l'hôpital des Enfants
Malades, salle Sainte-Catherine, n° 12, la nommée B..... (Marie), âgée de 30 mois.

D'après les renseignements fournis par les parents, cette enfant toussait depuis
dix ou douze jours, mais ce n'est que depuis quatre jours que la toux est devenue plus fréquente et la respiration gênée. Depuis hier sont survenus des accès
de suffocation. Un médecin a prescrit des vomitifs et des potions calmantes.

A son arrivée, je l'examinai avec plusieurs de mes collègues, et nous consta-
tons l'état suivant: La respiration est difficile, mais se fait sans bruit; la rétrac-
tion des parois abdominales, au niveau de l'épigastre, est assez prononcée pendant l'inspiration. Pas d'engorgement ganglionnaire au cou; à l'examen de la
gorge, aucune trace de fausses membranes, point de tuméfaction, mais seulement un peu de rougeur de la muqueuse. *La toux est sonore ; la voix à peine enrouée.* A la percussion de la poitrine, on trouve à droite et en arrière une sonorité un peu moindre que du côté gauche ; et en ce même point, le murmure
vésiculaire n'est pas entendu ; dans les grandes inspirations, on perçoit quelques
râles muqueux. Nous fûmes tous d'avis que l'enfant n'avait pas de fausses membranes dans le larynx, mais qu'elle était atteinte d'une bronchio-pneumonie. —
Vomitif ; révulsifs sur les extrémités inférieures.

Pendant la nuit, vers quatre heures du matin, je fus appelé près de la malade
qui n'avait pas eu d'accès de suffocation bien marqué, mais dont la respiration
était devenue de plus en plus difficile, la *voix restant toujours presque normale,*
c'est-à-dire seulement un peu enrouée. Après un examen attentif, je ne crus point
devoir tenter la trachéotomie, et un de mes collègues ; auquel je demandai
conseil, fut du même avis.

Elle succomba vers sept heures du matin par les progrès croissants de l'asphyxie.

A l'autopsie, nous avons trouvé une *fausse membrane* qui obturait presque toute la cavité du larynx et s'étendait jusque dans la partie supérieure de la trachée. Dans les bronches, pas de pseudo-membrane, mais un mucus très-épais. Les petites bronches étaient très-dilatées, les deux lobes inférieurs du poumon droit étaient fortement congestionnés et présentaient sur plusieurs points des noyaux de pneumonie lobulaire. Le tissu du lobe supérieur du poumon droit ainsi que celui du poumon gauche était sain. »

Ainsi donc, voilà un larynx revêtu d'une couenne abondante qui a pu encore permettre des sons presque normaux, puisqu'il n'y avait qu'un peu d'enrouement. Les altérations de la toux et de la voix ne sont donc pas proportionnelles aux lésions de structure des organes phonateurs. Je me crois donc en droit de conclure qu'ici encore il faut invoquer un trouble de l'innervation des muscles du larynx qui agira également sur le sifflement laryngo-trachéal (1). On peut le comparer à ce qui se passe dans la déglutition dans les angines ; il est facile de s'assurer qu'avec peu de rougeur et de tuméfaction du voile du palais et des amygdales, la déglutition est quelquefois très-pénible, tandis qu'elle est presque indolente avec des lésions beaucoup plus étendues, comme dans certains cas d'angine couenneuse avec exsudation très-abondante.

Je ne m'étendrai pas davantage sur ces troubles de la voix et de la toux ; il me serait difficile de suivre Blaud dans toutes les longues et intéressantes considérations que ce médecin a présentées sur le timbre, le ton et la force de la voix. Quant au ton même des sons, je n'admets pas, contrairement à Royer-Collard et à la plupart des auteurs de ce temps, que la voix est ordinairement grave et profonde au début, claire et forte à la fin de la première période, aiguë et perçante dans tout le cours de la seconde (*loc. cit.*, p. 418) ; ni avec Blaud , que le ton grave de la toux indique que le

---

(1) «L'altération du ton de la voix se suspend ou même n'a pas lieu, quoique l'inflammation laryngo-trachéale existe, si le spasme lui-même s'interrompt ou ne se développe pas» (Blaud).

siége de la maladie est dans le larynx, tandis que le ton aigu doit faire présumer qu'elle réside dans la trachée, car certainement il y a confusion avec l'angine spasmodique.

De même, lorsque ce dernier auteur prétend que, plus le ton est aigu plus le spasme est fort, et par conséquent plus en général l'inflammation est vive (1), on peut répondre, avec les auteurs du *Compendium de médecine* : « Il suffit d'énoncer cette proposition pour comprendre combien elle est erronée ; ne voit-on pas une irritation souvent légère, et même une simple névrose, occasionner un spasme extrême ? »

C'est avec plus de raison que Blaud démontre que dans certains cas et surtout à la période extrême, l'extinction de voix dépend de la quantité insuffisante de l'air inspiré et de l'adynamie de la puissance musculaire expiratrice (p. 349). M. Vauthier attribue aussi l'extinction de la toux à la fatigue des organes (2). L'aphonie peut être également due à la volonté des malades qui redoutent tous les efforts qui augmentent la dyspnée.

La faiblesse extrême qui caractérise la période ultime du croup peut faire comprendre aussi comment, s'il survient à ce moment une excitation extérieure un peu vive, capable de déterminer un spasme d'autant plus difficile à provoquer que l'adynamie est plus grande, l'organisme sera incapable de le supporter et de réagir. C'est ce qui est arrivé chez l'enfant qui fait le sujet de l'observation 4; l'examen de la gorge a causé un accès de suffocation mortel : peut-être, dans ce cas, pourrait-on trouver une cause accessoire dans la disposition des pneumogastriques comprimés par les ganglions bronchiques tuberculeux. Les auteurs qui ont étudié le spasme de la glotte lui ont attribué quelquefois une semblable lésion (3).

Spasme de la trachée et des bronches. — En raison de la structure

---

(1) Bricheteau se range à cet avis (*loc. cit.*, p. 324).
(2) *Archives gén. de méd.*, t. XVII, 1848.
(3) Hourmann, thèse citée.

de ce conduit, le spasme de la trachée ne peut être considéré comme jouant un rôle bien notable dans le croup, cependant Albers lui accorde une grande importance dans la dyspnée. « La véritable cause de cette gêne extraordinaire de la respiration est le spasme de la trachée-artère, spasme qui est lui-même produit ou par l'inflammation de la membrane muqueuse de cet organe, ou par la présence de la lymphe plastique qui s'y épanche. » J'ai indiqué plus haut quel sens il fallait attacher, d'après J. Frank, à ce mot trachée.

La contraction spasmodique des ramuscules bronchiques, telle qu'il nous a semblé devoir l'admettre d'après M. Cruveilhier, doit certainement être mise en jeu par la présence dans leur cavité des fausses membranes ou des mucosités abondantes qui s'y rencontrent, lorsque les manifestations diphthéritiques ont envahi tout l'arbre respiratoire. Il faut lui rapporter l'oppression, la dyspnée, la fréquence extrême des mouvements respiratoires qui en sont les symptômes, même lorsque le larynx a été respecté. Mais ici le processus asphyxique est complexe, et il serait bien difficile d'isoler ce qui doit être rapporté à l'obturation des ramuscules bronchiques par le produit de sécrétion, et à leur rétrécissement par leur contraction. Si, dans la diphthérie généralisée, on ne constate pas toujours les effets de ce spasme, il faut se rappeler que l'irritabilité est d'autant moindre, que les phénomènes généraux de la diphthérie revêtent un caractère plus évident de malignité.

Tirage. — Il est quelques rapprochements assez curieux à établir entre les expérimentations des physiologistes sur les nerfs vagues et les symptômes qu'on observe, non-seulement dans le croup, mais encore dans les maladies du système respiratoire avec dyspnée extrême. D'après MM. Claude Bernard, Weber, Budge, Snellen, la galvanisation du bout central du nerf pneumogastrique coupé au cou, produit la diminution des respirations et même leur arrêt, lorsqu'elle est poussée à un haut degré ; les mouvements respiratoires s'arrêtent alors en restant dans l'inspiration, et le sang des carotides devient noir ; puis les mouvements respiratoires reparaissent, mais c'est surtout le diaphragme qui agit, les côtes n'y prenant qu'une faible part. Après la suspension de la galvanisation, les mouvements respiratoires redeviennent très-accélérés, puis vont ensuite en diminuant. Enfin il y a augmentation dans la production du sucre par le foie, et diabète.

Eh bien, ne peut-on pas comparer jusqu'à un certain point les troubles de la respiration déterminés par la présence des produits inflammatoires dans l'arbre respiratoire avec ces résultats de l'excitation centripète des nerfs pneumogastriques? Dans le croup, le nombre des inspirations en effet n'est pas très-considérable; d'après M. Hache, il sera de 16 à 48 par minute (la moyenne, d'après M. H. Roger, à l'état normal serait de 30) (1) : il faut se rappeler en outre que ce chiffre ne s'élève que lorsqu'il y a pneumonie, et dépasse alors 45 par minute, d'après M. Millard (thèse citée). Mais la respiration s'accomplit encore avec un rhythme tout particulier. «Elle est souvent intervertie dans son rhythme ; l'acte respiratoire commence par une expiration brève, suivie d'une inspiration longue, pénible, serratique, à la suite de laquelle l'enfant, comme épuisé par l'effort, fait une pause d'un instant. Dans tous les cas où la dyspnée est intense et l'asphyxie imminente, la contraction énergique du diaphragme fait rétracter l'épigastre, qui se creuse en une fossette dont la profondeur est proportionnelle à la gêne de la respiration. C'est ce qu'on désigne sous le nom de tirage. » (H. Roger.) N'est-ce pas le tableau fidèle du trouble apporté aux mouvements respiratoires par la galvanisation du bout central du pneumogastrique ? Même arrêt sur l'inspiration, même énergie de contraction du diaphragme qui l'emporte sur les côtes; d'où la dépression xiphoïdienne.

Diabète.—Enfin, et c'est une des plus belles découvertes de M. Cl. Bernard, cette galvanisation détermine la diabète. La présence de sucre dans l'urine n'est pas en général signalée par les observateurs, peut-être est-ce parce qu'on ne l'a pas toujours recherchée;

---

(1) *Séméiotique des maladies de l'enfance,* p. 84.

j'avoue que, dans beaucoup de cas, je n'ai pas employé le réactif de Frommherz, mais dans un cas il y avait une quantité considérable de sucre.

Obs. VI. — P..... (Marie), 3 ans, salle Sainte-Catherine, n° 50. Elle est apportée, le 5 mars 1864, à sept heures du matin, dans un état d'asphyxie presque complète; pâleur extrême des téguments, cyanose des lèvres, anesthésie absolue, gêne excessive de la respiration, tirage très-accentué, aphonie; enfin agonie. Pas de fausses membranes dans le gosier ni dans les narines.

Elle est opérée immédiatement par mon collègue Henrot; la canule est introduite facilement, sans perte notable de sang. Cependant la respiration s'arrête; sous l'influence de pressions exercées à la base du thorax, de sinapismes, de lotions vinaigrées, l'enfant revient à la vie, mais reste dans un état de torpeur. Il n'y eut pas de fausses membranes expulsées. La faiblesse persiste, et la mort arrive, le 7 mars, dans la matinée.

Les urines sont très-chargées, blanchâtres, précipitent abondamment par l'acide nitrique; une partie du précipité disparaît par la chaleur. *Réduction très-intense de la liqueur cupro-potassique.* Au microscope, beaucoup de globules de mucus et d'urates à l'état granuleux.

L'autopsie fait voir des fausses membranes obstruant la glotte; on peut en détacher des lambeaux de plusieurs centimètres; il n'y en a point dans la trachée et les grosses bronches. Congestion pulmonaire. Le sang paraît normal.

En se basant sur les expériences de M. Alvaro Reynoso, on pourrait supposer que la présence du sucre dans l'urine était due à l'asphyxie par une combustion incomplète; mais M. Cl. Bernard, en déterminant l'asphyxie lente par la section des nerfs récurrents, n'a pas trouvé de sucre dans le sang ni dans l'urine, et il en conclut que l'asphyxie lente a détruit le sucre au lieu de le faire apparaître dans le sang et dans les urines.

Cette glycogénie est expliquée par l'excitation transmise au bulbe par le pneumogastrique, et réfléchie par l'intermédiaire de la moelle et du grand sympathique sur le foie dont elle détermine la congestion (Schiff).

L'*albuminurie* se rencontre dans la moitié environ des cas de diphthérie. Je ne chercherai pas à résoudre le mécanisme de sa production. Dépend-elle de la scarlatine qui s'associerait si souvent au croup, de la maladie générale infectieuse diphthéritique, de la congestion que l'asphyxie prolongée produit dans les reins et dans tous les organes; ou d'une combustion incomplète des principes azotés du sang (Bouchut)? L'asphyxie ne doit pas être invoquée, puisque l'albuminurie peut exister lorsque les voies aériennes sont parfaitement libres; d'après M. Gubler (1), elle se montre dans toutes les fièvres et les phlegmasies fébriles intenses. Il me paraît difficile de la rapporter à un trouble direct du système nerveux, car les expériences sur la galvanisation des pneumogastriques n'ont jamais fait rencontrer d'albumine dans l'urine; tout au plus ce liquide est-il noté trouble blanchâtre et alcalin. Il est vrai que la piqûre du plancher du quatrième ventricule dans un point voisin de celui qui, soumis à la même opération, donne lieu au diabète, est suivie quelquefois d'albuminurie. Mais on ne peut trouver de rapport précis entre le fait physiologique et l'albuminurie diphthéritique. On pourrait supposer une hyperémie se manifestant au niveau des points d'origine des pneumogastriques consécutive à l'excitation de ces nerfs; et à ce propos mon collègue M. Laborde a cru remarquer que dans les cas où il y a diabète lié à une maladie des poumons, on peut voir une altération du plancher du quatrième ventricule analogue à celle qu'a signalée M. Luys.

On peut admettre que l'irritation des branches terminales des pneumogastriques produit une hyperémie au niveau de ses racines, en même temps qu'elle cause la congestion du foie (diabète), des reins (albuminurie), par une action réflexe transmise par les cordons antérieurs de la moelle et par les nerfs vaso-moteurs (Schiff).

D'ailleurs cette question n'a pas trait directement à mon sujet; puisque l'albuminurie diphthéritique apparaît sans lésion des organes respiratoires, il faut donc admettre qu'elle est due à l'état général de l'économie, et spécialement aux troubles de circulation et de nutrition liés étroitement à toutes les maladies fébriles intenses;

---

(1) *De la Paralysie amyotrophique consécutive aux maladies aiguës*, 1861, p. 27.

ces troubles, caractérisés par l'hyperémie, peuvent être rapportés à la sidération de cette portion du système nerveux, qui régit spécialement les phénomènes de nutrition des organes.

III.

TROUBLES GÉNÉRAUX DE L'INNERVATION.

Après avoir passé longuement en revue tous les symptômes qui se manifestent du côté de la respiration, je vais indiquer sommairement les phénomènes généraux qui se relient aux fonctions du système nerveux dans ces trois grands ordres de manifestations : sensibilité, motilité et intelligence. Ces troubles dépendent de causes très-complexes : 1° d'altérations anatomiques locales déterminant des phénomènes sympathiques généraux ; 2° de l'asphyxie, conséquence de l'obstacle au passage de l'air ; 3° de l'état général de l'organisme profondément infecté par la diphthérie qui agit à la fois comme pyrexie et comme affection toxique.

L'enfant présente quelquefois de l'*agitation*. L'agitation peut être très-grande ; elle n'est pas toujours proportionnelle à l'intensité de la dyspnée, ni à l'étendue des lésions observées ; elle dépend bien plutôt de l'irritabilité particulière du sujet, et de la violence du mouvement fébrile. Cette agitation et l'angoisse sont un des signes de la forme dite sthénique ou inflammatoire du croup. On sait qu'elle est une cause de production des ulcérations de la trachée après la trachéotomie, par suite du frottement de la canule contre la face interne de la muqueuse.

La *somnolence*, l'*assoupissement* s'observent spécialement lorsqu'il y a généralisation de la diphthérie dans le croup dit adynamique, malin, infectieux ; elle se montre alors de bonne heure, et coïncide avec l'absence d'accès de suffocation. A la période ultime, dans les cas ordinaires, cette somnolence apparaît et devient bientôt un véritable coma qui est le prélude de la mort.

Convulsions. — Elles ont été notées de tout temps, quoique cependant elles soient assez rares ; les auteurs anciens ont plus spécialement insisté sur leur existence, parce qu'ils confondaient très-souvent le croup avec le spasme de la glotte, et spécialement avec ce spasme accompagné de phénomènes éclamptiques. Quoi qu'il en soit, elles surviennent tantôt au début, tantôt dans le cours, quelquefois même à la fin de la maladie, ou même pendant toute sa durée (Caron). Elles sont générales (Brewen, de la Roche, Vieusseux) ou locales : c'est ainsi qu'on a observé le grincement de dents, les convulsions de la face, de la mâchoire inférieure (Beauchène), des extrémités supérieures (Rechou), des muscles des gouttières vertébrales (opisthotonos, Salomon). Tous les observateurs modernes les signalent encore dans leurs observations. M. Millard pense qu'elles se développent plutôt pendant l'opération, ce que les anciens chirurgiens attribuaient à la lésion des muscles prétrachéliens (Axenfeld) ; il cite un fait dans lequel ces convulsions gênèrent singulièrement l'opération, ce qui n'empêcha pas la guérison.

Ces phénomènes d'agitation, de torpeur, des convulsions, ont été expliqués par une complication cérébrale, congestion ou épanchement, se produisant sous l'influence de l'asphyxie ; certainement le trouble de l'hématose joue un grand rôle, mais les convulsions sont aussi sympathiques ; elles dépendent de la lésion de la muqueuse respiratoire, de même qu'on les voit survenir dans une foule de circonstances semblables, lorsqu'une irritation est portée sur un point quelconque du tégument externe ou interne. A ce propos, je rappellerai l'importance toute spéciale que Marshall Hall a attribuée au spasme de la glotte dans l'épilepsie ; il place dans le larynx et la trachée le point de départ de l'action réflexe qui provoque les convulsions générales ; et comme corollaire, il a proposé la trachéotomie, et M. Brown-Séquard la cautérisation du larynx comme moyen de traitement.

Le délire, la somnolence, le coma, dépendent bien plus manifestement de la congestion cérébrale par la gène de la respiration, et pourtant dans la diphthérie infectieuse, où ces phénomènes de stupeur existent à un haut degré, il faut y voir le résultat du trouble profond de toute l'économie.

Sensibilité. — L'anesthésie se montre dans la troisième période du croup qu'elle caractérise; elle est surtout causée par l'asphyxie; je n'insiste pas sur ce signe important sur lequel M. Bouchut a fixé l'attention, en établissant son existence comme la meilleure indication de l'opportunité de l'opération.

La perte de la sensibilité s'étend à la peau, à la muqueuse labiale, à la conjonctive; quand elle atteint un degré assez élevé, la section des tissus par le bistouri ne provoque aucune douleur, ni le moindre mouvement. Elle disparaît très-rapidement quand l'air pénètre facilement par la voie artificielle qui lui est ouverte.

Je répète encore ici que non-seulement cette anesthésie existe par le fait de l'asphyxie, mais encore qu'elle peut être causée par la sidération dans laquelle est plongé l'organisme atteint d'une affection grave, comme la fièvre typhoïde, etc.

Facultés intellectuelles. — Elles sont presque toujours conservées, excepté à la dernière période où elles disparaissent comme les autres facultés de l'encéphale. On a même prétendu qu'elles sont exaltées (Michaelis). Il a paru à Caillau que « le goût et l'odorat prennent une plus grande susceptibilité, la vue et l'ouïe une plus grande finesse. Les facultés morales et intellectuelles ont aussi participé à cette sorte d'exaltation; il a vu la perception devenir plus prompte, l'attention plus forte, le jugement plus sûr, la volonté plus ferme et plus décidée » (1).

Lobstein (2) insiste aussi sur cette persistance de l'intelligence et

---

(1) Royer-Collard, Rapport, etc., p. 159.
(2) *Observat. et recherch. sur le croup* (*Mémoires de la Société médic. d'émulation,* 1816, p. 526, 8ᵉ année).

des qualités affectives (obs. 1 et 4), et M. Bretonneau la reconnaît
également (1).

IV.

VARIATIONS DES PHÉNOMÈNES NERVEUX DU CROUP; LEURS CAUSES.

Comme complément indispensable de l'étude des différents symptômes du croup qu'on peut rapporter au système nerveux, il me
faut rechercher quelles sont les causes générales des variations de
ces symptômes; les nombreuses allusions que j'ai déjà faites à
diverses reprises sur ce point me permettront d'être très-court; il
me suffira de les résumer en prenant successivement en considération : 1° les différentes variétés de laryngites pseudo-membraneuses généralement admises; 2° l'état général de l'économie dé-
pendant soit de l'asphyxie, soit de l'infection diphthéritique, soit des
antécédents du malade ou du traitement.

*1° Variations de l'élément nerveux dans les différentes formes
de laryngites pseudo-membraneuses.*

Depuis Bretonneau, plusieurs espèces de laryngites couenneuses
ont été admises; l'illustre médecin de Tours distingue l'angine
laryngée membraneuse ou polypeuse sporadique de l'angine diphthéritique maligne qui est le véritable croup (2). Cette *laryngite
membraneuse simple* est caractérisée par son apparition isolée sous
l'influence de causes appréciables, par des symptômes inflammatoires beaucoup plus prononcés que dans l'angine diphthéritique :
douleur vive dans le larynx dès le début, devenant plus cuisante

---

(1) *Sur les Moyens de prévenir le développement et les progrès de la diphthérie*
(*Archives gén. de méd.*, t. VI, p. 259, 5° série, septembre 1855).

(2) *Loc. cit.*, p. 263, 281.

après l'expulsion de la concrétion, qui ne paraît pas se propager à la manière des pellicules diphthériques; mais Bretonneau ne cite que deux observations, dont l'une empruntée à Marteau, de Grand-villiers, et ne donne pas d'autres signes diagnostiques. *L'angine diphthéritique* peut se montrer elle-même isolément à l'état *sporadique* ou bien à l'état *épidémique ;* c'est alors qu'elle revêt le caractère de malignité qui lui est propre. En somme, deux espèces de laryngite couenneuse : l'une dite polypeuse simple, l'autre diphthéritique, qui peut être sporadique, ou épidémique et infectieuse. Cette division a échappé à beaucoup d'auteurs, mais aujourd'hui la question n'est pas encore absolument tranchée de savoir s'il faut admettre un croup *couenneux, commun, simple, polypeux, herpétique* (Legendre, Bergeron, Sée) et un autre croup *diphthéritique ;* on peut encore se demander s'il y a un croup *scarlatineux* (Sée), *rubéolique,* etc.

A part les faits d'expérimentation plutôt que cliniques, où la fausse membrane est due à l'inspiration de gaz irritants, chaque fois que la production couenneuse se développe dans le larynx, il y a diphthérie. Un argument qui me paraît péremptoire est celui qui a été développé surtout par MM. Peter, Paris, Bricheteau, dans leurs thèses inaugurales, en montrant que le croup dit simple peut ère engendré par des diphthériques généralisées et que, réciproquement, le croup le plus simple en apparence peut devenir plus tard infectieux et donner naissance par contagion à des diphthéries malignes; c'est ce que prouve l'observation d'une foule de petites épidémies limitées à une famille, à une maison. Il n'y a donc qu'une diphthérie, mais elle peut être, d'après M. Trousseau : 1° *locale* (laryngée), sans aucun symptôme d'intoxication ; 2° locale d'abord, puis s'accompagnant *plus tard* de phénomènes généraux ; 3° *générale d'emblée*, éminemment toxique, souvent secondaire. C'est à cette division que se rattachent la plupart des auteurs ; ce n'est plus une question d'espèces, mais une division de formes, de variétés (Barthez, Laboulbène, H. Roger, Sée, Hervieux, etc.). « Ces espèces de croup (formes) ne sont que l'expression d'une seule et même maladie : la diphthérie qui, toujours générale dans son principe, se manifeste soit par des productions pseudo-membraneuses, soit par une altération particulière du sang » (Barthez, *Gaz. hebdom.*, 1859, p. 760).

Ceci étant admis, c'est dans le croup dit *simple, localisé, sporadique, strangulatoire*, que l'élément nerveux présente son *maximum d'intensité*. Il me suffit de rappeler qu'il est caractérisé par une douleur plus vive (Bretonneau), et par une dypsnée, un sifflement laryngé plus prononcé, par des secousses de toux, des accès de suffocation beaucoup plus fréquents ; qu'il se complique d'un appareil inflammatoire manifeste, d'angoisse, d'agitation et même de convulsions. L'irritabilité locale et l'excitabilité générale sont à leur plus haut degré de développement ; la muqueuse du larynx se révolte contre le corps étranger déposé à sa surface, et tout l'organisme, avec toute l'énergie du désespoir, prend part à la lutte contre l'asphyxie, qui enfin manifeste son triomphe par la bouffissure et la teinte cyanique de la face, l'injection des conjonctives, et enfin par l'anesthésie. Dans le croup *infectieux, septique, malin, généralisé*, dans le croup secondaire de nos hôpitaux, au contraire, l'état local disparaît complétement ; pas de douleur (1) ; la respiration peut être fréquente, mais elle n'est pas haute ni accompagnée de *tirage* ; il n'y a plus de paroxysmes, l'enfant est pâle, plongé dans l'adynamie la plus profonde ; enfin la mort arrive, bien moins par l'asphyxie que par la prostration, « par l'atteinte directe portée à la vitalité » (Peter).

Dans une forme *intermédiaire*, à l'état inflammatoire succède l'état typhoïde, ou bien l'apparition des fausses membranes se lie à un état catharral évident, et les abondantes sécrétions de la muqueuse respiratoire, la bronchio-pneumonie viennent s'ajouter aux causes de la mort.

En résumé, ces deux dernières formes se distinguent essentiellement de la première par la diminution ou l'abolition de l'excitabilité locale et générale, par la résolution des forces et par l'affaissement de tout l'organisme.

---

(1) Boudet, Bouillon-Lagrange, etc.

2° *Variations dépendant de l'état général.*

La diphthérie présente, sous ce rapport, deux modes d'action : elle tue par infection ou par asphyxie.

Le premier mode, l'*intoxication*, se trouve dans le croup infectieux ; la diphthérie, véritable pyrexie (1) qu'on peut rapprocher des fièvres catarrhales (Empis, Peter, Monneret, Blondet, etc.) et des pyrexies exanthématiques, montre au plus haut degré les sympômes nerveux qui jouent un si grand rôle dans toutes les fièvres. C'est lorsque les fausses membranes sont généralisées, ou lorsque le sang est profondément altéré dans sa crase, quelle que soit l'étendue de l'exanthème couenneux, qu'apparaissent les modifications profondes du système nerveux, la prostration, l'état typhoïde ; et tantôt elles se montrent lentement, tantôt elles sont vraiment foudroyantes. D'après tout ce que j'ai dit précédemment, il est facile de voir que *plus l'état général est grave, moins les phénomènes d'irritabilité locale sont marqués, quelle que soit d'ailleurs l'étendue des lésions.*

Le deuxième mode d'action de la diphthérie est l'*asphyxie ;* j'ai fait voir qu'elle arrivait dans la troisième période du croup *localisé,* par l'obstacle apporté au passage de l'air, non-seulement par les produits d'exsudation, mais encore et surtout par le spasme des muscles du larynx ; en supprimant l'obstacle à l'hématose, l'asphyxie ne doit plus se manifester, à moins que les bronches elles-mêmes ne soient envahies.

Lorsqu'elle apparaît, surviennent tous les phénomènes qui en sont la conséquence et notamment la perte de la sensibilité ; les facultés intellectuelles et sensoriales disparaissent, puis les fonctions organiques, enfin, mort apparente (Faure). Par suite de l'abolition de toutes les fonctions encéphaliques, les excitants ont perdu tout

------

(1) C'est aussi l'opinion de mon ancien maître M. V. Parisot, qui nous l'a formulée il y a plus de six ans.

empire, il n'y a plus de réaction; les mouvements réflexes cessent de se produire; l'état du moribond serait alors presque comparable à l'état du malade succombant à l'intoxication; mais je suis bien loin de confondre ces deux processus si différents, puisque l'un ne dépend que d'un trouble de l'hématose résultat d'une lésion locale, tandis que l'autre est dû précisément à l'état général primitif de l'économie.

Je suis donc en opposition formelle avec M. Boussuge (1), lorsqu'il dit : « La gravité de la diphthérie dépend primitivement de son siége et secondairement de ses complications. J'aurais essayé de faire voir comment l'intoxication, nulle quand la respiration est parfaitement libre, apparaît à mesure que l'hématose devient plus difficile, augmente en raison directe de la dyspnée et touche à son summum, quand il y a ou qu'il y a eu asphyxie à peu près complète. » Il me semble inutile d'insister sur cette confusion qui n'a été faite, du reste, par aucun auteur, car tout le monde reconnaît que la mort, dans la forme infectieuse, reconnaît pour cause non l'asphyxie, mais une altération profonde de l'organisme bien différente; cela est si vrai que ces phénomènes généraux peuvent se développer alors même qu'il n'y a plus de fausses membranes (Bouillon-Lagrange, etc.)

Mais il existe une forme *mixte* de diphthérie laryngée; l'asphyxie et l'intoxication sont liguées pour amener la mort; il est difficile d'apprécier ce qui appartient à l'une et à l'autre. M. Duhomme, dans sa thèse (2), a démontré que l'asphyxie joue un rôle d'autant plus important dans la terminaison fatale que son action est plus lente; or, les individus sains, d'après les expériences de M. Cl. Bernard, résistent moins longtemps à l'asphyxie que les sujets malades. Un individu diphthéritique, c'est-à-dire malade, présentera moins de réaction contre l'asphyxie; et, d'autre part, l'asphyxie lente est suivie d'une réaction lente; il en résultera donc que, lorsqu'on se déci-

---

(1) *De la Diphthéroïde* (thèse, 1860, p. 6, n° 184).
(2) 1859, n° 63.

dera à pratiquer la trachéotomie, l'organisme, profondément modifié par une hématose incomplète, pourra ne pas se remettre des troubles occasionnés par l'asphyxie. L'intoxication diphthérique est donc une cause d'aggravation de l'influence asphyxique, et il y a là, dès lors, non pas une simple addition de deux causes fatales, mais une véritable multiplication de l'une par l'autre, et le produit concourt à plonger plus profondément l'économie dans cette prostration extrême dont la perte de toute puissance nerveuse réactionnelle est la conséquence.

Influence de la médication. — L'épuisement des forces qui caractérise la diphthérie peut encore être provoqué ou augmenté singulièrement par une médication antiphlogistique intempestive ; c'est ainsi que les émissions sanguines locales ou générales, les préparations mercurielles, sont depuis longtemps abandonnées par les praticiens prudents ; elles jettent le malade dans l'adynamie la plus grande, en lui enlevant ou en altérant le sang qui seul pourrait soutenir la vie prête à s'éteindre ; de plus, elles contribuent à prolonger la convalescence et à faire naître les accidents paralytiques que j'exposerai plus loin. Le tartre stibié, à doses même peu élevées, conduit à un résultat presque aussi déplorable par l'hyposthénie qu'il produit.

Débilité antérieure. — L'état de santé habituelle du malade joue également ici un grand rôle ; le croup frappe aussi bien les enfants bien constitués que les autres ; mais en général, chez les premiers, il est accompagné de phénomènes inflammatoires très-intenses, d'accès violents de suffocation. Chez les enfants mal soignés, mal nourris, affaiblis par la misère, chez ceux qui contractent la diphthérie dans nos salles d'hôpital, où ils subissent l'action de tous les miasmes nosocomiaux, la maladie revêt plutôt le caractère infectieux ; aussi ne présentent-ils plus les mêmes phénomènes réactionnels.

En somme, l'élément nerveux dans le croup est en raison inverse de la gravité des phénomènes généraux, que ceux-ci dépendent de l'état adynamique antérieur, de l'intoxication diphthéritique, d'un traitement antiphlogistique exagéré, de l'asphyxie, ou de toutes ces causes réunies.

DEUXIÈME PARTIE.

DES PHÉNOMÈNES NERVEUX DANS LA CONVALESCENCE DE LA DIPHTHÉRIE LARYNGÉE.

La trachéotomie est faite, la canule offre à l'air une voie facile, la respiration se rétablit ; l'affection diphthéritique peut désormais épuiser son action sans faire périr le malade par asphyxie ; enfin son évolution s'achève et la convalescence est arrivée. Dans cette seconde phase, l'élément nerveux, que nous avons vu tout à l'heure causer des accidents de nature spasmodique, se transforme et maintenant se manifeste par des troubles d'un tout autre genre ; diverses paralysies vont survenir, suspendre la guérison, prolonger la convalescence pendant longtemps, et même causer la mort par leur persistance ou par l'importance des organes atteints.

L'étude de ce nouvel ordre d'accidents serait trop longue pour en tenter même une simple esquisse dans un travail comme celui-ci ; je me bornerai seulement à quelques considérations sur divers points qui m'ont paru plus dignes d'intérêt : elle ne feront que confirmer presque tout ce qui a été écrit sur ce sujet depuis treize ans, mais peut-être auront-elles aussi pour résultat d'apporter quelques matériaux à l'étude de cette question, qui est loin d'être élucidée.

I.

Paralysie des muscles du larynx et du pharynx.

Après l'angine pharyngée diphthéritique apparaissent souvent du nasonnement et un grand trouble de déglutition ; ces accidents, depuis longtemps connus, ont d'abord été rapportés à l'inflammation qui aurait envahi le tissu musculaire lui-même; mais, tandis que, dans ces cas, l'immobilisation n'a qu'une médiocre durée, les accidents qui succèdent à l'angine persistent pendant un temps quelquefois très-long, ne restent pas limités, et peuvent s'étendre au point de faire supposer une lésion des centres nerveux. On admit qu'il y avait une véritable paralysie du voile du palais. Est-elle spéciale à la diphthérie, succède-t-elle à une angine quelconque, est-elle due à une lésion des nerfs qui animent le voile du palais (Gubler)? Toutes ces questions ne sont pas encore entièrement résolues. Cependant, à part MM. Gubler et Bouchut, presque tout le monde admet qu'il y a une paralysie diphthéritique spéciale, bien caractérisée par sa marche régulière (Maingault, Sée, Roger). Elle affecte d'abord le voile palatin, puis les membres inférieurs, les membres supérieurs, ne dépassant pas en général les genoux et les coudes.

La paralysie diphthéritique se montre aussi bien chez les enfants qui ont été frappés de croup, et c'est à cette seule forme que je dois m'arrêter.

Passage des aliments dans le larynx.

Quelques jours après l'opération de la trachéotomie, on voit dans la moitié des cas, d'après M. Trousseau (1), les boissons avalées par le malade sortir par la plaie du cou ou par la canule, avec ou sans quintes de toux déterminées par le contact du corps étranger sur la muqueuse trachéale. MM. Trousseau et Lasègue (2) ont d'abord supposé que les muscles du larynx étaient envahis par l'inflammation diphthéritique de la muqueuse, et par l'inflammation suscitée par l'opération et la présence de la canule. Ils ont abandonné cette hypothèse, en considérant les caractères mêmes de ces troubles de déglutition, leur durée, leur apparition tardive; et depuis tout le

---

(1) *Nouvelles recherches sur la trachéotomie dans la période extrême du croup* (*Union médic.*, p. 263, août 1854).

(2) *Du Nasonnement et de la paralysie du voile du palais* (*Union médic.*, 7 octobre 1851).

monde reconnaît qu'il s'agit d'une paralysie des muscles constricteurs des cordes vocales.

Ce passage des boissons et des aliments par la canule se montre
ordinairement du quatrième au huitième jour après l'opération.
C'est à ce moment, comme le fait remarquer M. Archambault (1),
que le larynx est débarrassé des productions couenneuses qui ob-
turaient sa cavité. J'ajouterai que c'est aussi à ce moment que la
contraction spasmodique a disparu et qu'il y a déjà paralysie. Mais
cette dysphagie peut se montrer plus tôt; en voici un fait (2) où elle
est apparue dès le premier jour.

Obs. VII. — P..... (Auguste), 4 ans, entré, le 26 mars, salle Saint-Jean, n° 30, service de M. Bouvier. Rougeole un mois auparavant, la toux persiste, avec perte
d'appétit et amaigrissement; depuis huit ou dix jours, symptômes du croup (traitement par les frictions mercurielles et le calomel à l'intérieur). Depuis la veille,
suffocations, fausses membranes sur l'isthme du gosier. Opéré aussitôt après son
admission.

Le jour même, passage des boissons par la plaie, qui ne se manifeste plus le
lendemain pour reparaître le surlendemain et continuer les jours suivants; pendant les trois premières journées, expulsion de fausses membranes.

La canule est enlevée le quatrième jour. Les bouillies épaisses, le tapioca en
gelée, tout passe par la plaie; l'enfant, ayant d'ailleurs peu d'appétit, ne veut
plus rien avaler.

La respiration s'est toujours bien faite depuis l'opération; quelques râles seulement à l'auscultation; la plaie revêt un aspect diphthéritique très-prononcé.
—Cautérisations répétées au nitrate d'argent; affaiblissement graduel; lavement
de vin et de bouillon, diarrhée passagère.

Le 2 avril, le petit malade est emmené par ses parents, et chez lui, deux fois
par jour, on injecte par la sonde œsophagienne du vin, du bouillon, du lait, un
lait de poule; en même temps qu'on continue les lavements nutritifs.

Grande agitation; ni fièvre, ni diarrhée, ni vomissements. La respiration finit
par s'embarrasser; les mucosités qui s'accumulent dans les grosses bronches
sortent difficilement par la plaie, il faut réintroduire la canule. Jusqu'au dernier
jour, l'auscultation ne démontre qu'une bronchite très-modérée; quelques râles

______

(1) *Réflexions sur la trachéotomie à la période extrême du croup et la dysphagie,
qui, dans certains cas, lui est consécutive* (*Union médic.*, 8 juillet 1854).

(2) Communiqué par M. Lemaire.

ronflants et sous-crépitants assez rares; la sonorité est parfaitement normale, plutôt exagérée.

La veille de la mort, l'enfant a pu avaler un demi-verre de vin en plusieurs fois; et, ce jour-là seulement, vomissement et diarrhée; mort le 7 avril.

La paralysie ne s'était pas étendue aux membres. Pas d'autopsie.

M. Roger cite aussi plusieurs cas où la dysphagie s'est montrée presque dès l'apparition de la maladie ou dès le lendemain de l'opération (1).

Mais la dysphagie peut aussi se montrer beaucoup plus tard, lorsque la plaie trachéale est déjà cicatrisée. Nous avons eu tout récemment, dans le service de M. Roger, salle Saint-Louis, n° 8, un petit malade, P....., surnommé Poisson, opéré le 2 mars pour un croup contracté dans la salle Saint-Jean. La canule est enlevée le quatrième jour, la plaie cicatrisée le 27 mars, il sort complétement guéri. Mais le 9 avril il nous est ramené. Une partie de ce qu'il boit passe par les narines, une autre portion passe dans le larynx, car il tousse; voix nasillarde très-prononcée, il peut à peine se soutenir sur ses jambes. La guérison est complète au 30 avril.

Le passage des liquides à travers la glotte ne se fait donc pas seulement quand la plaie trachéale existe encore; il peut survenir lorsqu'elle est déjà fermée depuis quelque temps, et à plus forte raison persister après la cicatrisation quand il a commencé à se montrer quelques jours après l'opération.

J'insiste beaucoup sur ce point parce qu'il infirme l'ingénieuse hypothèse de M. Archambault (*loc. cit.*, *Union médicale*, 13 juillet 1854). Ce médecin explique cette dysphagie : 1° par une paralysie passagère des muscles laryngés qui ne ferment pas les voies respiratoires; 2° et *surtout par un défaut d'harmonie entre l'inspiration et le deuxième temps de la déglutition*. Certains malades s'habituent à respirer par la prise d'air sous-laryngienne : si la déglutition se fait en même temps que l'inspiration, les liquides du pharynx cèdent à l'appel de l'air lorsque le larynx est libre; cette chute du

_____

(1) *Recherches cliniques sur la paralysie consécutive à la diphthérie* (*Archives gén. de méd.*, janvier 1862).

liquide sera d'autant plus considérable que le défaut d'harmonie sera plus prononcé, que l'appel d'air sera plus puissant ; aussi ce désaccord se produit-il lorsque la respiration est rendue plus fréquente, soit par l'émotion, soit surtout par l'existence d'une pneumonie ; « nous ne l'avons pas trouvé quand le nombre des inspirations n'est pas supérieur à la normale (limite, 40) ».....

Pour parer à cet inconvénient, « il faut fermer la plaie du cou avec le pouce en guise de soupape, en même temps qu'on fait boire le malade, et ne cesser l'occlusion que lorsque la déglutition est terminée depuis quelques instants. »

M. Trousseau admet cette opinion (*Leçons cliniques*), et cependant il déclare « que cet accident persiste, lors même qu'on ferme exactement la plaie du cou. » (*Union médic.*, 21 août 1851. Obs. 18. — *Leçons cliniques*, p. 427.)

On peut en effet rencontrer dans quelques cas la coïncidence de cette dysphagie avec une bronchio-pneumonie : en voici une observation qui montre en même temps le triste effet des émissions sanguines.

Obs. VIII. — Salle Sainte-Geneviève, n° 8, service de M. Roger. A..... (Valentine), 3 ans, entrée le 24 janvier 1864. Elle tousse depuis huit jours ; toux croupale et extinction de voix depuis le 21 janvier ; des sangsues ont été appliquées en ville à la base du thorax. Enfant blonde, pâle, paraissant très-faible ; pas d'accès de suffocation ; voix éteinte ; pas de ganglions sous-maxillaires engorgés, une petite plaque pseudo-membraneuse sur l'amygdale gauche ; respiration fréquente, haletante, avec mouvements d'élévation et d'abaissement du diaphragme refoulant la paroi antérieure de l'abdomen. A l'auscultation, on n'entend pas le murmure respiratoire, mais un bruit général, rude, comme soufflant.

La trachéotomie est pratiquée, à midi, avec lenteur et beaucoup de soins, par mon collègue Robertet ; il y a très-peu de sang perdu ; mais, sur la fin, suffocation, asphyxie, pâleur extrême, perte de connaissance, yeux convulsés, arrêt complet de la respiration, vomissement de vin ingéré quelques instants auparavant. A l'aide de mouvements imprimés à la base du thorax, de lotions vinaigrées, de sinapismes, on parvient à ranimer l'enfant.

25 janvier, 184 pulsations, 72 respirations ; toujours grande pâleur ; le bruit respiratoire s'entend quoique couvert par le bruit canulaire ; quelques mucosités ont été rejetées, pas de fausses membranes ; toujours respiration diaphragma-

tique. — Perchlorure de fer, 2 grammes ; chlorate de potasse , 3 grammes ; extrait de digitale, 0,05.

Le 26. Très-grand calme ; sommeil ; respiration très-lente, mais irrégulière ; 160 pulsations.

Le 27. Même calme ; 150 pulsations. Elle mange un peu ; mucosités abondantes ; pas de fausses membranes. —Même prescription ; plus café, extrait de quinquina, 1 gramme.

Le 28. 144 pulsations, 72 respirations, un peu d'oppression ; la canule peut être enlevée pendant une heure et demie. — Cautérisation de la plaie avec le nitrate d'argent.

Le 29. Le mieux se soutient ; la canule est enlevée pendant dix heures sans toux ni accès de suffocation.

Le 30. Pendant toute la journée, l'enfant se passe de la canule ; toujours grande pâleur ; elle mange très-peu, *les aliments sont revenus deux fois par le nez*. La plaie du cou ne présente pas de couenne, mais elle est blafarde. — Pansement avec vin aromatique.

1er février. La canule est complétement supprimée. Des mucosités très-abondantes sortent par la plaie qui est très-profonde ; gros râles muqueux.

Le soir, il n'y a plus de mucosités, la plaie est sèche, blafarde ; râles sibilants et muqueux, surtout à la base des deux poumons ; respiration courte, 60 à la minute ; 150 pulsations. La face est pâle, les pommettes vivement colorées ; elle ne prend qu'un peu de vin, elle l'a rendu une fois par le nez *et par la plaie*.

Le 2. On la fait boire pendant la visite, une partie du vin passe par la plaie ; elle refuse tout aliment.

Il y a une petite écorchure au nez qui s'agrandit tout en restant croûteuse ; les piqûres de sangsues à la base du thorax forment de petits points ulcérés avec aréole bleuâtre, ecchymotique.

Le 3. La pâleur, la faiblesse augmentent, et cependant calme apparent ; souffle à la base des deux poumons ; elle s'obstine à ne rien prendre.

Le 4. Prostration de plus en plus marquée, pouls à 160, faible et dépressible ; le souffle persiste des deux côtés, surtout à gauche ; respiration précipitée. Les liquides sont rejetés en partie par la plaie, en partie par la bouche.

Le 5. Mort sans convulsions.

Autopsie. Pas de fausses membranes dans aucun point de l'arbre aérien. Incision trachéale sans trace de cicatrisation ; au-dessous, ulcération oblongue, irrégulière, de 0^m,02 de diamètre environ.

Pneumonie double suppurée par îlots multiples. Les piqûres de sangsues sont recouvertes de croûtes larges et épaisses ; l'une d'elles offre à l'entour une ecchymose bleuâtre, étendue. Ulcérations des ailes du nez et des fosses nasales.

Mais il n'y a là qu'une coïncidence ; dans une foule d'observations, la dysphagie est signalée sans aucune complication du côté des poumons ; je peux citer les observations 13, 18 de M. Trousseau (*Union médicale*, août 1851, n° 100); les observations 2 (1), 9 de M. Millard; 8, 10, 14, 24? 25? de M. Roger (*loc. cit.*).

M. Lemaire m'a encore communiqué le fait suivant, dans lequel la mort arrive par l'inanition ; on n'a constaté aucun signe d'altération des poumons.

Obs. IX. — L..... (Hippolyte), 5 ans, entré, le 2 février 1864, dans le service de M. Bouvier, avec tous les signes d'un croup bien caractérisé, ayant débuté il y a cinq ou six jours ; un vésicatoire a été appliqué par un médecin de la ville sur la région sternale, des applications de teinture d'iode sur le cou ont amené la vésication. Opéré aussitôt après son entrée par M. Giraldès. Le lendemain de l'opération, le malade paraît dans de très-bonnes conditions, mais la plaie du vésicatoire ne tarde pas à se couvrir de fausses membranes. La canule est laissée huit jours; l'enfant commence à rejeter les aliments et surtout les liquides par la plaie; la pression de la canule ne fait qu'en rendre l'expulsion plus difficile, de telle sorte qu'ils tombent dans les bronches; aussi se décide-t-on à l'enlever complétement.

La déglutition des solides est presque impossible, les liquides sortent par la plaie trachéale, l'enfant s'affaiblit de plus en plus, il se meurt littéralement de faim et de soif. Fièvre, néanmoins le sommeil est bon. *Les poumons paraissent sains et restent tels.* Enfin la paralysie du pharynx et du larynx augmente au point de rendre impossible la déglution de tout aliment. Diarrhée.

Le 15. L'enfant est ramené chez son père, employé au Corps législatif; on espère que l'éloignement de l'hôpital favorisera la guérison.

Le médecin qui visite l'enfant croit, en raison du passage des aliments par la plaie trachéale, que l'œsophage a été ouvert dans l'opération !

Le 17. Avec la sonde œsophagienne, on introduit dans l'estomac du vin et du bouillon qui ne sont pas vomis, et même la diarrhée disparaît.

Le soir, nouvelle injection d'aliments à l'aide de la sonde. Une assez grande agitation survient; mort dans la nuit.

Il y a même plus : le passage des aliments dans le larynx a été

---

(1) Cette observation est remarquable par la persistance du passage des aliments dans le larynx, pendant trois mois, après les deux opérations que l'enfant a supportées à deux mois d'intervalle.

noté dans une observation de M. Faure, curieuse à plus d'un titre
(*Union médicale*, 3 février 1857; *des Accidents de la diphthérie*),
sans croup et sans trachéotomie dans un cas de diphthérie, suivie
d'accidents paralytiques très-graves; M. Tardieu a vu un cas de
mort subite par l'introduction d'un bol alimentaire à travers la glotte,
chez un malade atteint de paralysie diphthéritique (*Gazette des hôpitaux*, 1859, page 402), et M. Duplessis (thèse, 1863) cite un cas
semblable.

En voilà assez sur ce point; les faits établissent péremptoirement
que ce n'est pas l'aspiration qui agit sur les aliments traversant le
pharynx au deuxième temps de la déglutition, qu'il n'y a pas toujours défaut d'harmonie entre ces deux fonctions, par perte de l'habitude de les coordonner; car cette dysphagie survient souvent
quand la respiration se fait depuis quelque temps sans canule, le
larynx étant déjà libre, ou même n'ayant jamais été atteint.

Je pourrais encore signaler une explication qu'on trouve dans une
observation de M. Allain Dupré (1). Il s'agit d'un enfant trachéotomisé pour un œdème de la glotte; au bout de 8 jours, la canule
est enlevée, les crachats et les aliments liquides ne tardent pas à
s'écouler par la plaie; la mort arrive le 5ᵉ jour. A l'autopsie, l'*épiglotte paraît racornie* et n'avait pas son élasticité naturelle; elle
recouvrait difficilement la glotte, les cordes vocales supérieures sont
volumineuses, ridées et flasques. Ce serait donc la lésion de l'épiglotte qui aurait permis le passage des boissons dans le larynx.

L'expérimentation et l'observation ont démontré à M. Longet
(*Physiologie*, tome I, page 105), que l'épiglotte remplit, il est vrai,
un rôle important dans la déglutition spéciale des liquides, mais
qu'elle n'est pas seule chargée de l'occlusion des voies aériennes,
comme le prouve son excision ou ses lésions, avec persistance de
la déglutition normale. Il faut deux autres conditions : la conser-

---

(1) Bouchut, *Maladies des enfants*, p. 239.

vation de la sensibilité du vestibule de la glotte et la contraction non-seulement des muscles intrinsèques du larynx, mais encore celle des constricteurs inférieurs du pharynx, qui a pour résultat de plier fortement les lames du cartilage thyroïde et d'appliquer les deux lèvres de la glotte l'une contre l'autre.

Il ne reste donc qu'une explication plausible : l'insensibilité de la muqueuse laryngée et la paralysie des muscles qui doivent fermer l'ouverture des voies respiratoires.

L'introduction des aliments dans le larynx frappe tout le monde par l'évidence des accidents qu'elle cause ; les liquides passent par la canule ou par la plaie, et en même temps il y a des accès de toux comme lorsqu'on avale de travers ; la mort par asphyxie même peut être la suite de l'introduction d'un bol alimentaire dans la trachée. Mais il existe d'autres phénomènes qui doivent être rapportés à la paralysie de la glotte, je veux parler du retour parfois très-lent de la voix normale, et de l'impossibilité d'enlever la canule, bien qu'il ne reste plus de traces appréciables des lésions de la muqueuse.

Altérations de la voix consécutives à la trachéotomie. Dans les cas ordinaires, peu de temps après la suppression définitive de la canule, en fermant la plaie avec le doigt, la voix reparaît plus ou moins basse ou rauque ; mais il arrive souvent que la plaie se cicatrise complétement, et que la voix ne revient pas ou reste éteinte, faible, rauque, discordante. Tous les observateurs ont signalé ce fait très-fréquent ; dans certains cas très-rares, on a pu, il est vrai, soupçonner (Millard, obs. 15) ou constater à l'autopsie une lésion du larynx, la section du cartilage thyroïde, d'une corde vocale ; mais, dans ces faits exceptionnels, il y a persistance des troubles de la voix. Il faut ici distinguer la voix nasillarde ou plutôt le nasonnement qui dépend de la paralysie du voile du palais (Maingault, *loc. cit.*, p. 71), et qui est dû au retentissement de l'air dans les fosses nasales, et cette altération particulière qui nous occupe en ce moment ; la voix est éteinte, ou bien elle est comme voilée, rauque, comparable parfois à la voix de ventriloque ; un certain effort est nécessaire pour émettre quelques monosyllabes.

Ce n'est pas seulement la persistance du gonflement de la muqueuse qui produit cette altération ; il faut évidemment aussi un trouble dans la disposition des cordes vocales qui ne sont pas suffisamment tendues, ou qui se rapprochent incomplétement. Elles ne vibrent plus ; elles peuvent être comparées à une corde de violon mal tendue, ou à une anche formée par une membrane mouillée ; ce défaut de tension ne peut être rapporté qu'à une paralysie plus ou moins complète des muscles constricteurs de la glotte.

Impossibilité d'enlever la canule. Mort par suffocation. — Du sixième au dixième jour après l'opération, on peut en général supprimer complétement la canule ; mais parfois la toux, les accès de suffocation qui surviennent à chaque tentative, obligent de la laisser pendant un temps plus ou moins long, un mois, deux mois (1), et même, dans certains cas, pendant plusieurs années. Dans cette dernière circonstance, il se produit un véritable rétrécissement du larynx, qui s'atrophie comme tous les conduits naturels devenus inutiles par l'existence d'une voie artificielle (Cruveilhier, *Anatomie pathologique*, t. II, p. 558). La plaie de la trachée devient alors une véritable fistule permanente, comme après la trachéotomie chez les animaux atteints de cornage.

Mais un tel rétrécissement ne peut se produire qu'à la longue. Ces accès de suffocation ont été rapportés, et souvent avec exactitude, au gonflement persistant de la muqueuse laryngée ; mais il arrive aussi qu'aucun obstacle ne peut être invoqué, ou que le ramonage du larynx proposé par M. Guersent et M. Chassaignac (2) n'amène aucune espèce de modification ; la meilleure preuve que ce n'est pas toujours l'obstacle mécanique qui provoque la suffocation,

---

(1) Dans un cas récemment soumis à notre observation, la canule n'a pu être enlevée qu'au bout de trois mois.

(2) *Gazette des hôpitaux,* 25 janvier 1859.

c'est que M. Blache a vu la mort survenir chez une enfant privée de canule depuis plusieurs heures, à la suite d'un accès d'étouffement causé par la colère ou la douleur.

Je ne cite pas l'obs. 38 de M. Millard, parce que la mort survenue si brusquement le deuxième jour après l'ablation de la canule, à la suite d'une terreur très-vive, peut s'expliquer en partie par une pneumonie lobulaire inaperçue, et par un dépôt de matière pultacée dans la trachée.

M. Millard explique cette suffocation, lorsque l'air passe librement par la bouche et les narines, par un spasme que suscite la frayeur de l'enfant si bien habitué à sa canule qu'il ne veut plus la quitter : aussi conseille-t-il de rassurer le jeune malade et de le distraire par tous les moyens (1).

J'admets certainement l'existence de ce spasme, dont le point de départ serait d'abord l'irritation de la muqueuse laryngée par le passage de l'air auquel elle n'est plus accoutumée, et l'influence de l'émotion morale, crainte, colère ; mais, lorsque pendant longtemps il est impossible d'enlever la canule, quelles que soient les précautions employées, lorsqu'il n'y a pas d'état catarrhal des muqueuses, lorsque la voix ne se fait pas entendre pendant l'occlusion momentanée de la plaie, ne doit-on pas songer aussi à la paralysie des muscles du larynx ?

Cette explication a déjà été invoquée par M. Chassaignac, dans un cas observé par M. Ferrand (2) ; et M. Gubler (3) a spécialement

---

(1) Un excellent moyen a été proposé par M. Laborde ; il consiste en une canule double, dont la portion externe, très-courte, ne pénètre dans la trachée que de 2 millim. environ, tandis que la portion interne, aussi étroite qu'on le désire, permet le passage de l'air par le larynx ; on donne ainsi confiance à l'enfant et surtout on empêche la plaie de se rétrécir et de nécessiter une nouvelle opération lorsque la suffocation apparaît, et le larynx s'habitue peu à peu au contact de l'air. (*Bulletin de thérapeut.*, 1863.)

(2) *Gazette des hôpitaux*, n° 10, 25 janvier 1859.

(3) *Des Paralysies dans leurs rapports avec les maladies aiguës, et spécialement des paralysies asthéniques diffuses des convalescents* (*Arch. gén. de méd.*, 5ᵉ série, t. XVII, p. 340 ; 1861).

insisté sur cette paralysie, déjà indiquée comme possible par le Dr Kingsford, et relate à l'appui une observation très-détaillée dont voici le sommaire : Angine couenneuse et croup, trachéotomie, retour à la santé, dyspnée et suffocation au fur et à mesure de l'oblitération de l'ouverture artificielle : seconde opération. La difficulté de respirer se produit chaque fois qu'on retire ou qu'on bouche la canule ; accès de suffocation pendant le sommeil ; aucun rétrécissement organique du larynx.

M. Guersent, après le ramonage du larynx pratiqué selon son procédé, ne pensait pas lui-même à un obstacle matériel ; après deux ans, le petit malade conserve encore sa canule qu'il faut laisser débouchée une partie de la nuit.

Enfin M. Aubrun a publié un cas de mort subite dans la convalescence d'une diphthérie. MM. Perrin et Plouviez l'ont expliquée par une paralysie de la glotte qui seule pouvait rendre compte des accidents.

La section des nerfs laryngés produit des effets connus de tout le monde. Après la section du laryngé supérieur, la sensibilité de la glotte est abolie. La voix n'est pas éteinte, mais elle devient rauque ; ce nerf en effet se distribue à la muqueuse du larynx, à laquelle, seul, il donne la sensibilité, aux muscles crico-thyroïdiens et aux constricteurs inférieurs du pharynx ; ces derniers se trouvant paralysés, la raucité de la voix d'une part, le défaut d'accollement des cordes vocales, par l'intermédiaire des lames du cartilage thyroïde, d'autre part, en sont la conséquence : et, plus haut, j'ai indiqué le rôle important que M. Longet donne à ces muscles constricteurs inférieurs du pharynx dans le mécanisme de l'occlusion de la glotte.

Le nerf récurrent anime tous les muscles du larynx, les crico-thyroïdiens exceptés ; la section est suivie de la perte complète de la voix et d'un trouble immédiat de la respiration qui va jusqu'à l'asphyxie chez les jeunes animaux, en raison des faibles dimensions de la glotte intercartilagineuse.

Les phénomènes que nous venons de passer en revue tout à l'heure, troubles de la déglutition, altérations de la voix, suffocation, sont exactement semblables à ceux que détermine le physiologiste. La muqueuse du vestibule du larynx, privée de sensibilité, ne peut plus provoquer par mouvement réflexe l'occlusion de la glotte, celle-ci n'a pas lieu ou se fait trop tardivement; les aliments s'écoulent par la plaie, passent dans la trachée et les bronches, et seulement alors survient la toux; la sentinelle, d'ordinaire si vigilante, est endormie; les gardiens, à savoir les constricteurs de la glotte et les constricteurs inférieurs du pharynx, laissent passer l'ennemi dans les voies aériennes.

Si la voix est seulement rauque, on peut admettre que le nerf laryngé externe seul est paralysé : si elle est tout à fait abolie, si, en même temps, l'ablation de la canule donne lieu à des accès de suffocation, les nerfs récurrents sont eux-mêmes atteints.

La voix et la déglutition peuvent être troublées, la respiration restant normale; c'est même le cas de beaucoup le plus fréquent; il faut alors admettre que toutes les fibres nerveuses des nerfs laryngés ne sont pas également paralysées; le supérieur serait frappé; quant à l'inférieur, ne pourrait-on pas invoquer la division de fonctions entre le spinal et le pneumogastrique, dont nous avons déjà parlé à propos du spasme? Les constricteurs de la glotte, animés par le spinal, seraient paralysés; les crico-aryténoïdiens postérieurs, animés par le pneumogastrique, conserveraient leur puissance dilatatrice.

Du reste toutes les nuances peuvent se présenter; car on ne peut pas trouver ici la netteté des résultats de l'expérimentation qui sectionne complétement un nerf pour le paralyser.

Dans quelques cas, on a invoqué une paralysie du diaphragme pour expliquer la suffocation : notamment M. Duplessis qui, dans sa thèse (1), rapporte une observation de mort subite par suffocation dans la convalescence d'une angine couenneuse. Cette paralysie, d'après le récit très-sommaire du fait, ne me semble

---

(1) *Des Paralysies diphthéritiques*, 1863, n° 15.

rien moins que prouvée; cependant les muscles respirateurs peuvent être frappés plus ou moins gravement comme tous les autres muscles; mais alors il s'agit de paralysie généralisée, n'amenant la mort que très-lentement et avec lenteur (1).

Lorsque la dysphagie est extrême, lorsque les aliments liquides et solides passent par la plaie avec une telle abondance qu'on a pu croire à une communication avec l'œsophage, lorsqu'en même temps ils pénètrent dans les fosses nasales, on peut en conclure que la paralysie s'est étendue au pharynx tout entier et au voile du palais. Elle peut envahir aussi l'œsophage, comme M. Mackenzie l'a constaté à l'hôpital de Middlesex (2).

Il y a donc extension graduelle de la paralysie du point primitivement atteint aux organes voisins, qui sont animés par le pneumogastrique et le glosso-pharyngien. Mais la paralysie ne se borne pas là ; elle peut envahir les poumons.

II.

Des lésions pulmonaires par paralysie des nerfs vagues.

La section des pneumogastriques au cou, lorsqu'on a eu soin de placer une canule dans la trachée, amène la mort au bout de quelques jours. A l'autopsie, on trouve presque constamment l'engorgement sanguin des poumons, de la carnification, et même une véritable hépatisation ; les bronches sont remplies de mucosités très-abondantes. Ces remarquables lésions ont été attribuées à la paralysie des fibres musculaires des bronches, qui ne peuvent plus se débarrasser des mucosités qu'elles sécrètent : d'où l'engouement et même l'emphysème (Longet, t. II, p. 526). Schiff pense que l'engorgement sanguin du tissu pulmonaire et les épanchements interstitiels qui en sont la conséquence, resultent de la dilatation para-

---

(1) Trousseau, *Leçons cliniques,* t. I, p. 383.
(2) *Gazette hebdomad.,* 2 décembre 1859.

lytique des vaisseaux, due elle-même à la section des nerfs vaso-
moteurs contenus dans le pneumogastrique. Quoi qu'il en soit de
ces explications, le fait est constant. Ces lésions pulmonaires peuvent même s'étendre davantage. Descot et Béclard ont trouvé la
plèvre remplie de sérosité sanguinolente, et même un foyer purulent dans le poumon (1).

Ces altérations des poumons et des plèvres ont été signalées dans
le cours des paralysies amyotrophiques par M. Gubler (2), dont il faut
admirer la profonde sagacité. Il n'en rapporte qu'une observation
chez un malade qui, à la suite d'une angine sphacélo-diphthéri-
tique, fut atteint de paralysie du voile du palais, de la face, de
pleuro-pneumonie, avec atrophie musculaire aiguë générale et albuminurie consomptive; la guérison ne fut obtenue qu'au bout de
huit mois.

M. Duncan a également invoqué une paralysie des fibres musculaires pour rendre compte de la persistance des symptômes à la
suite de l'inflammation chronique de la muqueuse bronchique; il
rapporte cette paralysie au travail inflammatoire, d'après la loi posée
par Stokes (3).

Il ne s'agit pas ici des bronchio-pneumonies, unies parfois à la
pleurésie, qui viennent souvent compliquer si gravement la diphthérie généralisée à l'arbre respiratoire, soit par propagation de
l'inflammation catarrhale, qui est un des éléments de cette maladie,
soit par inflammation causée par l'introduction d'un air froid par la
canule.

Je ne parle, bien entendu, que de ces accidents du côté des poumons qui s'observent dans le cours des paralysies diphthéritiques et
qu'on ne peut rapporter à aucune des causes habituelles de la pneumonie. Je vois *un véritable rapport de cause à effet entre ces inflam-*

---

(1) Longet, *Anatomie et physiol. du système nerveux*, t. II, p. 350.

(2) *Loc. cit. Arch. gén. de méd.*, 5ᵉ série, t. XVII, p. 327 ; 1861 : *De la Paralysie
amyotrophique consécutive aux maladies aiguës.* (Extrait de la *Gazette médicale*,
p. 17.)

(3) *Dublin quarterly Journal*, mai 1860.

mations pulmonaires et les accidents paralytiques, rapport qui a complétement passé inaperçu à presque tous les observateurs, puisque M. Gubler seul en signale la possibilité. Il me semble donc utile de m'étendre un peu plus longuement sur ce point intéressant et de signaler les observations dans lesquelles ces troubles ont été notés avec ou sans phénomènes paralytiques.

Dans la thèse de M. Millard, je citerai :

OBS. IV. — Au vingtième jour, bronchio-pneumonie grave et rebelle ; la cicatrisation de la plaie du cou ne fut complète que le quarante-deuxième jour. Guérison.

OBS. V. — Bronchio-pneumonie double, survenant le vingtième jour. Guérison.

OBS. L. — Au dix-neuvième jour de la convalescence, pneumonie étendue. Mort.

Dans ces trois faits, il n'est signalé aucun symptôme paralytique.

Dans le mémoire de M. Roger (1), je mentionnerai :

OBS. XIII. — Croup, opération ; paralysie du voile du palais , sortie des boissons par la canule ; cicatrisation presque complète, pleuro-pneumonie secondaire. Mort.

OBS XIX. — Diphthérie nasale, pharyngée et laryngée ; pas d'opération ; paralysie du voile du palais le treizième jour ; pneumonie, le seizième. Mort le lendemain.

OBS. XXVIII. — Angine couenneuse et croup , opération le 7 janvier ; bronchio-pneumonie ; paralysie du voile du palais le huitième jour ; guérison et sortie le 5 février, la paralysie persistant. Rentrée à la fin de février avec pneumonie du sommet gauche ; accidents cérébraux et paraplégie. Guérison et sortie le 20 mars.

OBS. XXXVI. — Angine couenneuse, paralysie du voile du palais ; alimentation à la sonde œsophagienne ; paraplégie, albuminurie. Sept semaines après le début de l'angine, pneumonie avec paralysie généralisée. Mort. Hépatisation du lobe inférieur du poumon gauche ; congestion du lobe supérieur ; mucosités très-abondantes dans les bronches. Mêmes lésions dans le poumon droit, surtout à la base. Injection du cerveau et de la pie-mère spinale.

M. Maingault a réuni dans ses mémoires sur la paralysie diphthé-

---

(1) *Recherches cliniques sur la paralysie consécutive à la diphthérie ; statistique du croup à l'hôpital des Enfants en 1859 et 1860 (Archives gén. de méd., 5ᵉ série ; t. XIX ; 1862).*

rique, à peu près toutes les observations connues au moment où il écrivait :

Le sujet de l'observation 36 (pag. 89), outre des fourmillements et l'affaiblissement des membres, a la respiration gênée, il *expectore une quantité considérable de mucosités* filantes et d'une odeur nauséabonde, le pouls est d'une lenteur remarquable, régulier.

Dans l'observation 45 (p. 109), empruntée à M. Surbled (de Corbeil), un mois après une angine et un coryza couenneux, apparaissent la paralysie du voile du palais, la faiblesse de la voix, *râles muqueux à la base des deux poumons ;* les symptômes de paralysie s'aggravent, elle envahit les membres, les muscles pectoraux. Mort.

La petite fille observée par M. Millard (obs. 47, p. 112), qui, six semaines après une angine couenneuse suivie de nasonnement et de dysphagie, de troubles de la vision, mourut à la suite d'une sorte de syncope avec accidents cérébraux, a présenté des râles dans la poitrine, et, à l'autopsie, on a trouvé à la base du poumon gauche un foyer de congestion autour de deux tubercules, et à droite une portion du lobe inférieur congestionnée sans tubercules.

Dans l'observation rapportée par M. le Dr Corbel (*Gazette hebd.*, 19 août 1859), la paralysie consécutive à une angine diphthéritique gangréneuse envahit tellement rapidement les muscles et les *organes pulmonaires*, que la mort arrive le vingt et unième jour.

Je citerai également une observation de M. Blot, de Tours (1) :

Croup naso-pharyngo-laryngé, trachéotomie, paralysie. Un mois après le début, angoisses, accès de suffocation, surtout la nuit ; râles sibilants, toux fréquente ; véritables accès de suffocation, parfois suivis de hoquet continu.

Mon ancien maître M. L. Parisot, professeur d'anatomie à l'École préparatoire de Nancy, m'a rapporté avoir donné des soins à un individu qui, après un angine pseudo-membraneuse, fut pris de nasonnement, de troubles dans la déglutition, de faiblesse générale ; un mois après, survint une bronchite avec persistance d'une sé-

---

(1) *Gazette des hôpitaux*, p. 490, 19 octobre 1861.

crétion muqueuse abondante, qui dura pendant un temps assez long (1).

En scrutant plus attentivement les annales de la science, je ne doute pas qu'on ne trouve un plus grand nombre de faits ; en voici quelques-uns complétement inédits :

Obs. X (communiquée par mon excellent collègue, M. Markowitz) : salle Sainte-Catherine, n° 55.

G..... (Joséphine), âgée de 4 ans, entrée le 2 avril 1864. Malade depuis quatre jours, un vomitif lui a été administré, elle est très-agitée, fièvre intense, 148 pulsations ; voix éteinte, respiration pénible et fréquente, 60 par minute ; tirage léger, toux croupale ; rougeur et tuméfaction de l'isthme du gosier, mais pas de fausses membranes. Il n'y a point de phénomènes d'asphyxie, la sensibilité est conservée. — Vomitif, puis chlorate de potasse, 4 grammes, dans une potion.

Le lendemain, commencement d'asphyxie ; la journée est très-mauvaise ; vers cinq heures du soir, cyanose, anxiété, cinq ou six accès de suffocation.

La trachéotomie est faite par l'interne de garde, très-rapidement et sans aucun accident. Deux petites fausses membranes sont expulsées.

Après l'opération, le pouls tombe de 150 à 124 ; la respiration est calme.

Les jours suivants se passent très-bien ; le 6 avril, la canule est enlevée ; la respiration se fait principalement par la plaie qui n'a pas de tendance à la cicatrisation, tout en conservant un bon aspect.

Le 9, une partie des boissons s'écoule par la plaie, rien ne passe par le nez ; cet état de paralysie persiste.

Le 12, fièvre vive, chaleur à la peau ; respiration précipitée ; tous les signes d'une pneumonie gauche. — Badigeonnage à la teinture d'iode.

Le 14, diminution considérable, et la respiration redevient normale le 17.

La plaie du cou se ferme presque complétement, le respiration se fait surtout par le larynx, mais la voix n'est pas revenue, elle reste basse.

Le 26 avril, exeat. La plaie est complétement cicatrisée, la respiration normale, la voix est toujours à peu près éteinte, ou ne devient sonore qu'avec un effort ; elle ne parvient à prononcer que quelques monosyllabes.

Je dois les quatre observations suivantes à l'extrême obligeance de mon distingué collègue et ami, M. Laborde ; je le prie de vouloir

---

(1) J'ai bien soin de ne pas parler des observations nombreuses où les lésions pulmonaires peuvent être rapportées à une rougeole ou une scarlatine intercurrentes, ou à l'anasarque.

bien accepter ici le témoignage de ma reconnaissance pour cette bienveillante communication ; ce sont précisément les faits de paralysie amyotrophique auxquels M. Raymond Olivier fait allusion au commencement de sa thèse (1).

Je me contenterai d'un résumé aussi succinct que possible.

OBSERVATION Ire.

Croup, trachéotomie, nasonnement, passage des liquides par le nez et la plaie, albuminurie, faiblesse générale avec atrophie des membres, pleuro-pneumonie ; mort. Dégénérescence granulo-graisseuse des muscles et des nerfs du voile du palais, des muscles des membres.

J..... (Alexis), âgé de 5 ans, entré le 8 avril 1862, salle Saint-Jean, n° 31, service de M. Bouvier. A son entrée, toux insonore, voix demi-éteinte, dyspnée caractérisée par la fréquence de la respiration et par son type essentiellement abdominal. Pas encore d'accès d'étouffement. Écoulement muqueux des narines, tuméfaction ganglionnaire considérable, pas d'exsudat dans l'arrièregorge. Peau brûlante, pouls petit. Point d'amélioration après l'administration d'un vomitif. Aggravation, asphyxie progressive ; elle est imminente le soir. Trachéotomie. L'enfant renaît à la vie, mais fièvre ardente, toux fréquente. Le jetage nasal continue ; par la canule, écoulement abondant d'une matière mucopurulente verdâtre très-épaisse et légèrement fétide. Deux jours après l'opération, la première fois que la canule est enlevée, rejet de quelques débris pseudomembraneux peu consistants.

Le 13 avril, la plaie cutanée a un aspect ulcéreux ; elle est recouverte de quelques débris diphthériques ; l'enfant reste néanmoins sans canule ce jour-là, et, le lendemain 14, elle est définitivement supprimée.

Le 23. L'enfant, qui allait assez bien jusqu'alors, est abattu, languissant ; léger mouvement fébrile ; la voix est nasonnée, les liquides reviennent par le nez en très-grande abondance.

Le 26. La fièvre continue ; outre le rejet des liquides par le nez, il y a eu plusieurs vomissements, oppression notable. L'auscultation fait entendre un bruit légèrement soufflant vers la partie moyenne du côté droit.

Le 27. En raison d'un redoublement très-marqué de la fièvre le soir, sulfate de quinine, 0 gr. 25.

---

(1) *Essai sur le traitement de la paralysie amyotrophique consécutive aux maladies aiguës ;* 1862.

L'enfant continue à languir, présente le même état fébrile, sans autre aggravation notable; mêmes accidents paralytiques.

Le 12 mai. On constate pour la première fois l'existence d'une certaine quantité d'albumine dans les urines; il y a en même temps un peu d'œdème des malléoles. L'aphonie est presque complète, mais pas d'asphyxie; la plaie trachéale, qui s'était cicatrisée, s'ouvre de nouveau.

Le 15. L'albumine est en plus grande abondance; l'œdème a augmenté; il s'étend au scrotum; diarrhée.

Le 17. Même état; de plus, enflure de la face.

Du 1er au 11 juin, l'œdème a en grande partie disparu. Le précipité est moins abondant dans les urines; l'aphonie continue; l'enfant rend toujours par le nez et par la fistule trachéale une partie des liquides et même des aliments solides. Émaciation extrême; les masses musculaires sont presque complétement effacées; il est facile de constater une tendance très-marquée au pied bot varus par suite de l'atrophie musculaire. Il ne peut se tenir sur ses jambes; c'est à peine s'il peut dans son lit soulever les membres inférieurs. Quand on lui dit de serrer la main, il ne peut le faire d'une façon un peu énergique.

Le 11. Dyspnée extrême, fièvre intense, râles sous-crépitants très-abondants dans les deux tiers inférieurs.

Le 12. La dyspnée a encore augmenté. L'enfant se plaint d'une douleur très-vive à la région thoracique antérieure droite; matité relative du côté droit en arrière; pas de souffle appréciable; l'égophonie ne peut être perçue en raison de la voix nasillarde de l'enfant, mais il est facile de constater que les râles entendus les jours précédents sont moins évidents à droite qu'à gauche.

Le 13. L'oppression augmente toujours; la matité est beaucoup plus marquée du côté droit; les espaces intercostaux de ce même côté sont plus élargis qu'à gauche; enfin on constate de la façon la plus certaine l'existence d'un souffle mêlé à quelques râles très-lointains. Du côté gauche on entend toujours les râles sous-crépitants et une respiration soufflante.

Le 14. L'œdème reparaît au scrotum et à la face; l'albuminurie persiste; le souffle est toujours très-marqué dans presque toute l'étendue du côté droit; les râles de ce côté s'entendent à peine.

La mort arrive deux jours après.

Autopsie. Le larynx ne présente rien de particulier; la plaie de la trachée d'un centimètre environ de longueur, présente à son angle supérieur une bride fibreuse presque cartilagineuse, transversale; pas d'ulcérations, pas de fausse membrane.

Du côté droit du thorax, pleurésie purulente, abondante, avec une couche très-épaisse de pseudo-membranes tomenteuses, surtout sur la paroi costale; le liquide a un aspect verdâtre et renferme quelques flocons albumineux: le poumon de ce côté est réduit de volume, aplati en arrière et en haut contre la colonne vertébrale; il présente à la coupe un aspect carnifié, sans trace de crépitation; on y voit disséminées un très-grand nombre de granulations blanchâtres, évidemment fibrineuses, renfermées probablement dans les bronches; pas de tubercules, ni dans les poumons ni dans les ganglions bronchiques. A gauche, pas d'épanchement; le poumon est seulement congestionné à la base. Hydropéricarde assez abondant; fausses membranes péricardiques.

Reins très-hyperémiés.

Examen histologique du voile du palais. — Les muscles sont pâles, et présentent en très-grande quantité des granulations transparentes ayant envahi les faisceaux primitifs; les tubes nerveux paraissent être très-dilatés relativement à des pièces étudiées comparativement sur des sujets sains; ils sont comme variqueux, couverts de granulations transparentes comme les muscles. Cependant un très-grande nombre sont sains.

Les pneumogastriques et les nerfs récurrents n'ont présenté ni à l'œil ni au microscope aucune altération appréciable.

Les muscles des membres supérieurs offrent une dégénérescence graisseuse constituée par des granulations transparentes en très-grand nombre; ces granulations couvrent la striation au point que celle-ci peut être à peine aperçue.

Aux membres inférieurs, nous cherchons vainement dans quelque muscle que ce soit une trace de striation ; les faisceaux primitifs sont complétement envahis par des éléments adipeux, granuleux ou celluleux.

OBSERVATION II.

Dans la convalescence d'un croup opéré, rejet des liquides par le nez et la plaie, trachéo-bronchite pseudo-membraneuse, pleurésie et péricardite ; mort. Même altération des muscles que dans l'observation précédente.

R....., 22 mois, entré salle Saint-Jean, n° 2, le 8 juillet 1861. Cet enfant fut trachéotomisé à l'hôpital Sainte-Eugénie pour un croup, renvoyé comme guéri sans canule; il revient à l'hôpital des Enfants quelques jours seulement après sa sortie de Sainte-Eugénie.

État actuel. — Fièvre intense, toux, dyspnée, aphonie, rejet des liquides par le nez et par la plaie qui est complétement rouverte depuis deux jours au dire de la mère.

A l'examen, défaut de sonorité des deux côtés du thorax à la base; râles sous-crépitants fins disséminés; diarrhée très-abondante. — Kermès, sous-nitrate de bismuth.

Le même état se continue jusqu'au 15. L'enfant rend deux débris ayant tout à fait l'aspect de fausses membranes, mais beaucoup plus épais, offrant une très-grande quantité d'éléments de la muqueuse laryngée. A la suite de cette expulsion, l'enfant est un peu mieux, la respiration plus facile.

Le 16, au soir, le petit malade étouffe davantage; il est d'une pâleur extrême, en même temps un peu cyanosé; on constate l'existence d'une matité très-notable au côté gauche, avec souffle tubaire. — Ipéca.

Le 18. Il rend encore quelques débris membraneux semblables aux précédents. L'oppression n'en est pas, moins très-forte; l'épanchement à gauche est très-considérable; il se révèle par la matité; on ne peut ausculter à cause du rhonchus qui se produit au niveau de la plaie.

Quand on fait boire l'enfant, quintes de toux, les boissons reviennent toujours par la plaie et par les narines.

Mort le 19 juillet.

Autopsie. Pas d'ulcérations dans la trachée; grandes quantités de fausses membranes, surtout dans la trachée, au-dessous de la plaie, rubanées et adhérentes; quelques débris pseudo-membraneux dans les petites bronches, pleurésie purulente gauche; pus crémeux, verdâtre, en grande quantité; fausses membranes stratifiées, épaisses, tomenteuses, plus ou moins adhérentes; le poumon est aplati, condensé; pas de tubercules; péricardite séro-membraneuse.

Examen histologique du voile du palais. Infiltration granuleuse transparente des faisceaux musculaires, qui sont d'ailleurs très-pâles et à peine reconnaissables; tubes nerveux offrant par endroits de larges renflements et envahis par des granulations transparentes; ces tubes paraissent être dépourvus de leur cylinder axis (?). Ces altérations se présentent tant dans les rameaux musculaires que dans ceux de la muqueuse.

Dégénérescence graisseuse et granuleuse des muscles des membres, surtout bien marquée aux membres inférieurs.

Reins pâles, jaunâtres, anémiés.

L'examen des pneumogastriques n'a rien offert qui puisse être noté avec quelque certitude.

OBSERVATION III.

Dans un autre cas, relatif à un enfant de 3 ans et demi, F..... (Gabriel), entré, le 30 novembre 1861, salle Saint-Jean, n° 11, dont les antécédents n'ont pas été exactement connus, on a constaté les signes d'une paralysie du voile du palais, savoir : nasonnement, retour des liquides par le nez, et en même temps les signes d'une faiblesse paralytique générale, puisque l'enfant, mis sur ses jambes, ne pouvait se tenir; un peu de bouffissure de la face, sans albumine dans l'urine; rougeur et tuméfaction de la gorge, ganglions sous-maxillaires, traces bien probables d'une angine couenneuse antécédente.

Dans le courant de janvier 1862, signes évidents d'un épanchement pleurétique à gauche.

Rougeole intercurrente, le 6 février, avec ses accompagnements habituels du côté des organes respiratoires, bronchio-pneumonie droite. Après une amélioration notable de ces accidents intercurrents, il présente toujours du nasonnement : il peut se lever et se tenir un peu sur ses jambes, cependant les membres sont atrophiés.

Le 11 avril 1862, il est repris des signes d'une bronchio-pneumonie gauche, et il succombe après quelques jours.

A *l'autopsie*, vaste pleurésie purulente à droite, avec un amas énorme de néo-membranes stratifiées, tomenteuses ; un foyer circonscrit par des fausses membranes, appliqué sur le poumon, renferme 1 demi-litre de pus crémeux. Le poumon est aplati fortement, très-condensé ; il paraît comme creusé à sa base d'une caverne remplie de détritus blanchâtres d'aspect fibrineux qui ne présente rien d'analogue au tubercule, dont on ne trouve aucune trace.

OBSERVATION IV.

B..... (Émile), 2 ans, entré, le 30 octobre 1862, salle Saint-Jean. Symptômes d'angine ayant débuté il y a une dizaine de jours ; la mère avait surtout remarqué que son enfant ne pouvait avaler.

31 octobre. Déglutition difficile, les liquides reviennent par le nez, voile du palais se déplaçant à peine, luette sensiblement déviée à gauche, tête vacillante et station presque impossible (l'enfant est rachitique, mais il marchait assez bien), dyspnée, râles sous-crépitants dans les deux poumons.

Le 1ᵉʳ novembre, mort subite.

A *l'autopsie*, noyaux circonscrits de congestion lobulaire, un bouchon muqueux est engagé dansl'ouverture laryngée supérieure, laquelle se trouvait ainsi hermétiquement fermée.

L'extrême importance de ces observations n'échappera à personne ; je pourrais m'étendre en longs commentaires à leur propos ; il me suffit *de* signaler l'apparition dans le cours d'une paralysie diphthéritique de *pneumonie, de pleurésie purulente, coïncidant avec une congestion pulmonaire ou avec la péricardite.* Dans l'obs. 2 seule (de M. Laborde), on peut invoquer la trachéo-bronchite pseudo-membraneuse comme cause de l'inflammation du poumon et de la plèvre ; je rapporte cette observation spécialement pour la mention qui est faite avec beaucoup de soin de l'altération graisseuse des muscles et des nerfs (1).

---

(1) Même dans les cas fréquents où un catarrhe bronchique consécutif au

1864. — Lallement.   12

Ainsi donc, les troubles du poumon, sous cette influence paralysante, peuvent être limités à une simple congestion, à une sorte de flux sécrétoire de la muqueuse bronchique (obs. 4 de M. Laborde, où évidemment la mort subite a été causée par cette sécrétion muqueuse qui a pu se collecter grâce à l'insensibilité de la muqueuse et produire à un moment donné l'asphyxie); d'autres fois ils seront plus intenses, et on observera des pneumonies plus ou moins bien caractérisées et de vastes épanchements purulents de la plèvre et même du péricarde.

III.

Des troubles de la circulation cardiaque et de l'innervation générale.

Dans quelques rares observations, on signale des accidents plus ou moins foudroyants survenant dans la convalescence de la diphthérie; on ne peut les rapporter qu'à un trouble subit du cœur ou de l'innervation. Je mentionnerai comme exemples :

L'observation 7 du mémoire de M. Bouillon-Lagrange (1) : il s'agit d'un garçon de 12 ans, qui, au milieu de la convalescence d'une angine diphthéritique, est pris brusquement d'une *syncope avec légers mouvements convulsifs* qui se reproduisent à chaque instant pendant trois jours et trois nuits. L'examen de la région du cœur, où la malade rapportait son malaise,-ne laissait percevoir, pendant l'accès, que l'affaiblissement des battements, puis leur cessation, sans aucun bruit morbide; dans les courts intervalles des accès, tout était normal; la connaissance, bien qu'incomplète pendant la syncope, n'était pas perdue tout à fait.

L'auteur ne peut s'expliquer ces pénibles symptômes que par quelques troubles du cœur du genre de ceux observés chez un enfant qui avait une oblitération veineuse ou par une *altération de l'action nerveuse du cœur.*

Pas d'autopsie.

L'observation 34 de M. Maingault (p. 86), empruntée à la thèse de M. Peraté :

---

croup tarde longtemps à se dissiper, surtout s'il y a en même temps des troubles de la déglutition et de la voix, ne peut-on pas admettre qu'il existe une lésion de la vascularisation de la muqueuse bronchique sous l'influence d'une paralysie très-incomplète des pneumogastriques ? C'est là l'opinion de Duncan.

(1) Mémoire cité, *Gazette hebd.,* 1859.

angine couenneuse chez un jeune homme de 25 ans, persistance des symptômes locaux pendant vingt jours ; la déglutition reste pénible, difficile, une portion des liquides revient par le nez ; l'appétit augmente et les forces diminuent ; tout à coup *douleur à la région du cœur, le pouls s'affaiblit, devient irrégulier et lent ;* la bouche grimace, parole presque impossible, fourmillements, puis impossibilité de la marche, paralysie complète des membres ; guérison.

Le début des accidents par une syncope chez cette jeune fille dont M. Maingault rapporte l'histoire d'après M. Millard (obs. 47, page 112), et dont nous avons déjà parlé plus haut, prouve bien que les fonctions du système nerveux ont été troublées à un haut degré (sang noir et liquide dans le cœur avec quelques caillots fibrineux, le ventricule gauche semble un peu hypertrophié).

La syncope a été également reconnue comme cause de la mort dans l'obs. 54, publiée déjà par M. Faure (diphthérie naso-pharyngienne, faiblesse extrême, au bout de six semaines mort dans une syncope); dans l'obs. 48 (paralysie diphthéritique atteignant un très-haut degré, pouls faible, de 70 à 80, intermittence des battements du cœur, anxiété, syncopes), et c'est au milieu de l'une d'elles que le malade succombe un mois après le début de l'angine couenneuse.

Je rappellerai en outre, que dans bon nombre de cas de paralysie diphthéritique on note une lenteur et une faiblesse du pouls remarquables.

Évidemment il y a là des troubles manifestes de l'innervation cardiaque étroitement liés à tous les autres phénomènes paralytiques. Je n'en rechercherai pas le mécanisme, comme je l'ai fait pour les altérations pulmonaires, parce que l'influence du système nerveux sur le cœur est encore entourée de beaucoup d'obscurité. On peut supposer aussi une brusque sidération de l'innervation amenant la mort par une sorte de collapsus.

IV.

Des autres accidents paralytiques.

J'ai dit plus haut que je ne ferai que signaler tous ces remarquables phénomènes de la sensibilité et de la motilité ; outre ceux dont j'ai déjà parlé, les muscles du voile du palais, du pharynx, du larynx, tous les muscles des membres sont plus ou moins affectés ; la paralysie ne se manifeste pas brusquement, le plus souvent elle suit une marche progressive avec tendance à se généraliser (H. Roger, *Rapport sur le mémoire de M. Maingault*) ; elle peut s'étendre au rectum, à la vessie, aux muscles de l'œil. Les troubles de la sensibilité sont les fourmillements, les douleurs articulaires, l'anesthésie, l'analgésie, l'amaurose. L'intelligence ne paraît pas lésée, elle reste ordinairement très-nette, quelquefois cependant un peu lente et paresseuse.

Mais, je le répète, les appareils de la vie animale ne sont pas seuls atteints. Les différentes fonctions de la vie végétative sont aussi modifiées, j'ai déjà parlé de la respiration et de la circulation centrale. La circulation capillaire peut être aussi troublée ; de là ces congestions, ces plaques gangréneuses qu'on .a remarquées dans certains cas, ainsi le fait de M. le Dr Petit dans le mémoire de M. Faure, obs. 4 : Plaques gangréneuses sur les poignets, les membres inférieurs ; convulsions suivies de stupeur, la respiration s'embarrasse, mort. (*Union médicale*, 3 février 1857.)

N'est-ce pas aussi à cette congestion que serait due l'albuminurie qu'on observe dans ces paralysies ? ou bien dépend-elle de la dénutrition musculaire, comme le pense M. Gubler qui a ainsi créé *l'albuminurie consomptive ?*

Les troubles de l'absorption sont réels ; malgré la conservation de l'appétit, les malades maigrissent d'une façon remarquable, ce qui ne peut s'expliquer que par la diminution de l'absorption, de l'assimilation et de la nutrition générale.

La macilence extrême des muscles paralysés est-elle une simple atrophie ou est-elle accompagnée d'une dégénérescence graisseuse, comme M. Laborde l'a signalé dans deux observations rapportées plus haut ? Je n'aborderai pas cette question que j'abandonne à de plus compétents.

Succession et mode de production des phénomènes spasmodiques et paralytiques.

Mais comment se produisent toutes ces paralysies qui frappent le système cérébro-spinal comme le système des nerfs vaso-moteurs? Sont-elles spéciales à la diphthérie (1) (Maingault, Trousseau, Colin, Sée, Roger, etc.)? peuvent-elles survenir à la suite de toutes les maladies aiguës (Gubler, Bouchut)? J'ai déjà dit qu'il ne m'appartenait pas de résoudre cette difficile question.

En remarquant que cette paralysie commence d'abord par les points affectés de diphthérie (2) (muscles du larynx dans le croup, voile du palais dans l'angine couenneuse), puis s'étend successivement au pharynx, aux poumons, au reste de l'économie, j'ai une grande tendance à admettre l'hypothèse que M. Sée a développée devant la Société médicale des hôpitaux (séance du 9 janv. 1861).

Après avoir passé en revue toutes les causes de paralysies, ce médecin ne s'arrête qu'à deux théories possibles : une lésion matérielle de la moelle ou une action réflexe d'une nature particulière.

La lésion matérielle de la moelle serait analogue à celle des nerfs sectionnés ; mais M. Sée admet plutôt une paralysie réflexe qu'il explique ainsi : Par suite d'une lésion dynamique ou organique, il se produit une anesthésie qui ne permet plus aux nerfs moteurs correspondants de produire leur action habituelle. D'après les symptômes de la paralysie diphthéritique, la lésion aurait son siége dans la protubérance où aboutissent les nerfs de la sensibilité du voile du palais et des membres. De ce point partent le nerf facial, les nerfs moteurs de l'œil, les pneumogastriques et les cordons antérieurs et latéraux de la moelle; j'ajouterai les nerfs vaso-moteurs

---

(1) Bretonneau attribuait tous ces désordres de l'innervation à une intoxication chronique (*loc. cit., Archives gén. de méd.*, 1855).

(2) M. Colin a surtout fait remarquer que cette paralysie commençait tout d'abord par les points malades, qu'elle y restait limitée, ou qu'elle se généralisait suivant l'ordre assigné à la paralysie dite *diphthéritique* (*Gazette des hôpit.*, n° 121, 16 octobre 1862).

(Schiff). La sensibilité éteinte, la motilité se perdrait par suite de l'absence d'impression résultant de l'anesthésie des glossopharyngiens (et pneumogastriques) et des nerfs sensitifs des membres.

Mais, sans nous attacher à la localisation du point des centres nerveux qui serait le centre de réflexion, ne pourrait-on pas aller plus loin dans l'explication de tous ces phénomènes réflexes d'irritation et de paralysie qui se succèdent dans les affections diphthéritiques, en les considérant depuis leur début jusqu'à la guérison complète après les accidents de la convalescence?

Toute irritation portée sur un point périphérique quelconque peut causer des phénomènes réflexes de tous les ordres : non-seulement des contractions convulsives ou spasmodiques des muscles de la vie animale ou de la vie végétative (vaisseaux), mais encore des paralysies de ces mêmes organes. C'est par la contracture ou la dilatation des vaisseaux des centres nerveux (Brown-Séquard) ou des différents points de l'organisme (contractures vasculaires réflexes), qu'on explique les paralysies dites *réflexes;* elles seraient dues à la congestion ou à l'anémie qui influent si manifestement sur la nutrition des tissus et sur leurs propriétés vitales. Or n'avons-nous pas dans l'irritation toute spéciale causée par l'inflammation diphthéritique de la muqueuse des voies aériennes notre point de départ initial, et dans des circonstances générales, de fièvre, d'intoxication bien propres à favoriser la manifestation des phénomènes réflexes?

Les nerfs sensitifs de ces muqueuses éminemment excitables transmettent l'irritation à l'isthme de l'encéphale; et là, avec ou sans altérations sensibles (congestion ou anémie), l'impression se transforme :

1º Par l'intermédiaire des nerfs moteurs, en :

    a) Phénomènes spasmodiques, dont nous avons étudié les divers effets soit dans les muscles du larynx, soit dans les muscles respirateurs;

    b) Convulsions générales.

2º Et par l'intermédiaire des nerfs vaso-moteurs, en :

    Paralysie des vaisseaux, d'où la congestion accessoire (enchifrènement), l'augmentation des sécrétions.

Plus tard, lorsque les lésions diphthéritiques ont disparu, une modification. difficile à apprécier mais bien probable, dans l'excitation locale, favorisée par l'épuisement général de la convalescence d'une affection aussi grave, produit des phénomènes inverses, mais analogues comme mécanisme, dans les deux ordres de nerfs ; alors surviennent toujours par action réflexe :

1° La paralysie des muscles du larynx et du pharynx ;

2° L'engouement pulmonaire et ses conséquences ;

3° Les accidents cardiaques ;

4° Les congestions multiples ;

5° Enfin la paralysie diffuse de tous les membres, leur atrophie, peut-être due elle-même à l'altération de la nutrition causée par la contracture des vaisseaux et par les lésions du sang.

C'est ainsi que la physiologie pathologique, en tenant compte des phénomènes biologiques normaux et morbides, locaux et généraux, peut faire comprendre l'enchaînement des accidents si multiples et si graves déterminés en apparence par une maladie bien restreinte, la diphthérie laryngée.

Des considérations semblables pourraient être appliquées à toutes les paralysies consécutives aux maladies aiguës avec localisation quelconque (angines, fièvre typhoïde, pneumonie, dysentérie), en un mot chaque fois qu'à un état général manifesté par de la fièvre, se joindra un trouble local capable de réagir sympathiquement sur l'organisme entier.

De sérieuses objections peuvent être adressées contre cette manière de voir, mais je suis soutenu par l'autorité de deux noms dont personne ne contestera la haute valeur, MM. Sée et Brown-Séquard. J'ai déjà résumé les arguments de M. Sée, qui fait rentrer les paralysies réflexes dans l'ordre des affections essentielles. « Celles-ci sont de trois espèces, c'est-à-dire des lésions indirectes, des modifications directes du mouvement, ou bien enfin des paralysies portant en même temps sur les nerfs moteurs, sensitifs ou vaso-moteurs.

« Les paralysies indirectes sont tantôt le résultat d'une lésion des viscères abdominaux ou thoraciques qui amortit les impressions normales, et, par suite, la réaction centrifuge de la partie correspondante des cordons moteurs de la moelle (paralysies sympathiques de Romberg) ;

« Tantôt elles sont le produit de l'irritation périphérique amenant une lésion organique de l'encéphale (paralysies médiates de Brown-Séquard) ;

« Tantôt enfin elles constituent un phénomène réflexe proprement dit ; une anesthésie se développant dans un organe, la partie privée de sentiment n'étant plus avertie ni guidée par les sensations, perd la motilité.

« Les paralysies directes ne portent, le plus ordinairement, que sur le mouvement et le sentiment ; ce sont les vraies paralysies essentielles.

« Enfin le nom de paralysies trophiques a été appliqué à celles qui atteignent, en même temps que le sentiment et le mouvement, les nerfs trophiques et vaso-moteurs, c'est-à-dire les filets qui président à la nutrition, à la circulation et à la calorification (1). »

M. Brown-Séquard avait déjà auparavant classé la diphthérite parmi les causes de paraplégie réflexe (2) : s'il admet volontiers qu'il y a quelque altération du sang dans la diphthérie ou même dans la dysentérie, dans l'entérite, etc. ; s'il admet aussi que cette altération peut causer un certain degré de paralysie, il ajoute : « Mais personne ne croira qu'une paralysie, uniquement localisée dans les membres inférieurs, puisse être produite par une cause aussi générale qu'une altération du sang » (p. 21). — Pour moi, je n'invoque pas seulement une paraplégie bien rare, mais une localisation encore plus limitée et bien plus fréquemment observée, la paralysie du larynx, du voile du palais et du pharynx ; et je de-

---

(1) *L'Union médicale*, 12 février 1861.

(2) *Leçons sur le diagnostic et le traitement des principales formes de paralysie des membres inférieurs*, trad. Rich. Gordon (p. 14). — M. Vulpian (*Gazette hebd.*, 25 octobre 1861), rendant compte du livre de M. Brown-Séquard, dit : «Nous n'avons pas besoin d'insister pour montrer que les paralysies diphthéritiques diffèrent considérablement des paralysies réflexes précédemment énumérées. » Il ne donne d'ailleurs aucune raison à l'appui de sa critique.

mande s'il est possible de l'expliquer exclusivement par une lésion du sang qui devrait agir sur tous les points de l'organisme.

Quant aux paralysies réflexes, elles sont produites, selon M. Brown-Séquard, par la contraction des vaisseaux sanguins dans les centres nerveux, dans les nerfs moteurs ou dans les muscles, d'où résulte l'insuffisance de la nutrition.

Cette influence morbide réflexe sur la nutrition n'existerait que dans les cas où les muscles deviennent progressivement et rapidement atrophiés. Or, n'est-ce pas là précisément le caractère des paralysies amyotrophiques de M. Gubler, des lésions minutieusement observées par M. Laborde dans les cas rapportés ci-dessus, par MM. Charcot et Vulpian dans un fait de paralysie du voile du palais (1)? Enfin, M. Bissel (2), dans sept cas de paralysie diphthéritique, dont cinq terminés par la mort, a remarqué que le système musculaire paraissait au toucher pâteux, inélastique, mais sans atrophie notable. — Cette modification de la consistance du tissu musculaire ne peut exister sans une altération histologique quelconque.

TROISIÈME PARTIE

DE L'ÉLÉMENT NERVEUX ENVISAGÉ AU POINT DE VUE DU DIAGNOSTIC, DU PRONOSTIC ET DU TRAITEMENT.

Il me suffira de quelques considérations très-succinctes pour compléter l'étude du rôle de cet élément nerveux.

La clinique, sans se préoccuper de toutes ces discussions théori-

---

(1) Société de biologie, 1862.

(2) Résumé dans la *Gazette hebdomadaire*, 7 novembre 1862, d'après *The American Journal*, 8 octobre 1862.

M. Bissel dit que la scène se termine ordinairement très-brusquement, et il attribue cette mort subite à une *paralysie du cœur.*

Ce sont des faits à ajouter à ceux que j'ai signalés plus haut.

ques, a su résoudre la plupart des difficultés, et malheureusement je n'ai pas beaucoup de conséquences pratiques à tirer de cette longue analyse.

Diagnostic. — Depuis Bretonneau et Guersent on sait établir la différence entre les diverses causes du laryngisme : on ne confond plus que dans des cas très-difficiles (1) la laryngite striduleuse avec le croup ; on trouve partout le diagnostif entre ces maladies et le spasme idiopathique de la glotte (asthme de Kopp, de Millar, thymique, spasme de la glotte). Mais les accès de suffocation sont loin d'exister toujours ; ils manquent précisément lorsque les pseudo-membranes sont généralisées, lorsque le croup revêt un caractère infectieux sur lequel nous avons tant insisté, enfin lorsque, par les progrès de l'asphyxie, il n'y a plus de réaction possible contre l'obstacle à l'entrée de l'air dans les voies aériennes. Ce n'est donc pas seulement sur les symptômes de dyspnée, de suffocation, de sifflement laryngo-trachéal, de voix éteinte même, qu'on peut se baser pour diagnostiquer la présence des produits couenneux dans le larynx ; ils ont une importance immense, sans doute, mais il ne faut pas que leur absence ou celle de l'un d'eux soit une raison suffisante pour exclure absolument l'idée de diphthérie laryngée. Bien entendu, je reconnais autant que personne leur valeur pour le diagnostic de la forme de la maladie ; je crois l'avoir prouvé en déclarant que le croup simple localisé était précisément celui qui est accompagné des accidents spasmodiques les plus intenses.

J'appelle l'attention sur les phénomènes de congestion et de pleuro-pneumonie qui se présentent en même temps que les autres accidents de paralysie ; on reconnaîtra qu'ils ne sont pas une simple coïncidence, mais qu'ils sont enchaînés aux troubles généraux d'une façon encore plus étroite que ces mêmes lésions aux maladies générales (fièvre typhoïde, puerpérale, les empoisonnements et états septiques divers, etc.), puisqu'ils ne sont qu'une conséquence de la paralysie généralisée.

____

(1) Vauthier, *du Faux croup*, thèse de 1848.

Pronostic. — Je peux me résumer en cette proposition dont toute la première partie de ce travail est le développement : *Le croup est d'autant moins grave que les accidents spasmodiques sont plus intenses,* puisque ces derniers sont en raison inverse de la gravité de l'état général (intoxication ou asphyxie).

En effet, dans les cas malheureusement trop rares où la manifestation diphthéritique s'est localisée sur le larynx, la trachéotomie est un moyen souverain de rétablir l'hématose, de soustraire ainsi le malade à l'asphyxie causée par la présence du corps étranger et par l'irritation qu'il détermine, et d'attendre le terme de l'évolution d'une maladie contre laquelle nous sommes encore dépourvus d'une médication efficace. Cette influence heureuse des phénomènes spasmodiques est si évidente que, lorsque le croup est survenu dans le cours de la coqueluche, cette complication a toujours eu des effets favorables. (Obs. 12, 13, de M. Millard, J. Frank, Finas, *Revue médicale.*)

Bien que les accidents paralytiques se dissipent en général après un temps plus ou moins long, qu'ils n'entraînent qu'un pronostic relativement peu sérieux, comme ils peuvent succéder à la diphthérie la plus localisée et la plus bénigne comme à la plus généralisée et la plus infectieuse, l'avenir devra toujours être réservé, surtout en songeant à ces accidents, rares il est vrai, mais très-graves (pneumonie, syncope, etc.), qui ont amené parfois la mort.

Traitement. Le point de vue spécial auquel je me suis placé me permet-il de tirer quelques indications thérapeutiques particulières ? L'importance du spasme laryngé établie, il faut le diminuer, sinon empêcher ses effets. C'est dire que je dois parler spécialement de la médication antispasmodique et de la trachéotomie.

Le meilleur moyen serait évidemment d'empêcher le développement des fausses membranes ou leur propagation au larynx; or le sulfure de potasse, les mercuriaux, le chlorate de potasse, le perchlorure de fer, le bromure de potassium, les alcalins, ont échoué tant de fois qu'on en est encore à rechercher un médicament réellement efficace; la cautérisation du pharynx et du larynx, si vantée jusqu'au dernier jour par Bretonneau, ne réussit guère à arrêter les fausses membranes, quel que soit l'agent auquel on donne la préférence (1). Malgré tous ces moyens, le larynx est envahi, les symptômes du croup apparaissent.

Il faudrait pouvoir enlever ce corps étranger ; les vomitifs sont administrés, les accidents persistent. L'inflammation du larynx, le dépôt pelliculaire sont sans doute le point de départ de tous ces accidents, soit directement par l'obstacle mécanique qu'ils causent, soit indirectement par le spasme qu'ils provoquent. Malheureusement on ne peut combattre victorieusement l'inflammation spécifique ; les antiphlogistiques, les émissions sanguines locales ou générales produisent des effets aujourd'hui reconnus déplorables par tout le monde ; parmi les révulsifs, les vésicatoires ne font que donner à la diphthérie une occasion de plus pour se manifester.

La fausse membrane reste toujours, augmente.

Or, si nous ne pouvons agir sur elle, nous pouvons peut-être diminuer une partie de ses effets, et surtout ses effets spasmodiques.

La *médication antispasmodique* était surtout vantée par les médecins du siècle dernier et du commencement de celui-ci ; au rapport de Valentin (2), Millar, Crawford, Michaelis, Wichman, Buchan, Thompson, Turnbull, Gregory, Rush, Vieusseux, Portal, Pinel, Schwilgué, Albers, prescrivaient les antispasmodiques pour combattre les symptômes nerveux ou pour calmer la toux et procurer le sommeil ; les médicaments qu'on a le plus communément employés sont : l'opium, le musc, l'asa fœtida, le camphre, l'éther sulfurique, l'éther acétique, le castoréum, la teinture de succin, l'extrait de ciguë, la digitale pourprée, l'oxyde de zinc, etc. L'asa fœtida (base de la potion de Millar avec l'acétate d'ammoniaque) était préconisée par Millar, Buchan, Cheyne, Thompson, Vieusseux ;

---

(1) M. Roger emploie une solution de soude caustique dans la glycérine, qui a l'avantage de dissoudre la production couenneuse en même temps qu'elle cautérise.

(2) *Loc. cit.,* p. 590.

Rusch préfère le laudanum ; Wichman vante le musc ; d'autres l'associent au camphre, au kermès, à la valériane (Turnbull, Olbers et Albers, de Brème, Wigand, de Hambourg). Jurine et Pinel ont essayé l'éther, etc. — Jurine (1), tout en reléguant ces médicaments au second plan, dit qu'il est rare que leur usage ne soit pas utile ; ils deviennent même parfois des remèdes du premier ordre. Lorsque le croup attaque des tempéraments disposés au spasme, et lorsque les rémittences sont longues, il donne la préférence à l'asa fœtida, en potions ou en lavements, à l'éther en fumigation ou à l'intérieur.

Cependant il y avait déjà des opposants : Michaelis remarquait qu'il n'y avait guère que les auteurs qui ont plus ou moins confondu l'angine polypeuse avec l'asthme convulsif qui parlent de l'usage des antispasmodiques. Cullen dit que ces médicaments ne lui ont paru d'aucune utilité quoiqu'il pense que le spasme des muscles de la glotte occasionne souvent la mort dans cette maladie. Le professeur Odier (de Genève) avait abandonné l'asa fœtida, les fleurs de zinc qu'il avait inutilement essayées sur la foi de Millar.

Royer-Collard, Valentin, leur reconnaissent aussi une valeur secondaire : les bains, la saignée, le vésicatoire, les vomitifs, jouissent, à leur avis, de la propriété d'abattre le spasme. Bricheteau les réserve, à titre d'exception, pour quelques cas où il y a exagération des symptômes nerveux.

Depuis l'apparition du *Traité de la diphthérie*, les antispasmodiques ont été complétement abandonnés ; quelques auteurs ne les mentionnent (2) guère que pour rendre hommage à la vérité historique. Cependant les auteurs du *Compendium* conseillent de combattre les phénomènes antispasmodiques par des potions éthérées et camphrées, par le musc, l'asa fœtida, la valériane, et même de ne pas rejeter les émissions sanguines dans cette circonstance.

---

(1) Rapport de Royer-Collard, p. 62.

(2) Fischer et Bricheteau, *Traitement du croup*, p. 34, 1862 ; Millet, *Traité de la diphthérie laryngée*, p. 175.

Bien certainement toutes les louanges adressées à ces médicaments ne sont vraies que lorsqu'il s'agit du faux croup, la confusion nosologique a entraîné la confusion thérapeutique; mais, sans commettre d'exagération, on peut leur accorder une utilité au moins accessoire, à l'exemple de MM. Rilliet et Barthez (1), Barrier (2). Les premiers pensent « qu'il est rationnel d'avoir recours à ces médicaments : 1° quand les accès de suffocation sont nombreux et rapprochés; 2° quand ils persistent après le rejet des fausses membranes et que l'examen attentif du malade prouve qu'ils ne sont liés à aucune lésion organique évidente; 3° quand l'enfant est très-affaissé et que les vomitifs n'opèrent plus. » Et ils citent à l'appui un exemple de guérison avec 0 gr. 30 de musc et 0 gr. 30 de kermès. — M. Barrier formule une opinion à peu près semblable : « Ces moyens trouvent toutefois leur emploi lorsque les symptômes décèlent une prédominance de l'élément nerveux ; lorsque, par exemple, il y a des exacerbations très-intenses, et que dans l'intervalle le peu d'intensité des symptômes persistants annonce que la fausse membrane ne forme pas un obstacle bien considérable au passage de l'air. » Aux moyens indiqués il ajoute les bains.

Pour ma part, je crois que ces préceptes sont excellents, et que l'occasion de les appliquer n'est pas rare dans les cas de croup localisé.

Les émissions sanguines, les narcotiques, qui pourraient suspendre ces symptômes nerveux, doivent être à peu près complétement rejetés, parce qu'ils exercent une action débilitante ou stupéfiante sur le système nerveux, de telle sorte qu'ils peuvent provoquer une sidération telle que, par suite de l'absence de réaction, l'asphyxie est plus imminente. D'ailleurs l'enfant n'a pas trop de tout son sang pour résister à la convalescence et à ses dangers.

La *trachéotomie* est en somme le seul moyen vraiment efficace d'empêcher l'asphyxie; mais, à ce sujet, il faut remarquer que ce n'est pas tant contre l'obstacle mécanique siégeant à la glotte que cette opération est dirigée que contre les effets de cet obstacle. Cette

---

(1) *Loc. cit.*, p. 318.
(2) *Traité pratique des maladies de l'enfance*, 2ᵉ édit., p. 401.

distinction paraît absurde ; cependant il faut bien la faire : c'était
parce qu'on ne croyait pas que la trachéotomie pouvait s'opposer au
spasme, qu'elle devait même favoriser (Jurine), que pendant si longtemps cette opération a rencontré tant de détracteurs ; or l'incision
de la trachée n'est pas pratiquée pour combattre l'inflammation ou
enlever la fausse membrane, comme le pensait Bricheteau (1)
dans sa diatribe contre Caron et Bretonneau ; c'est pour combattre
leurs effets, à savoir, l'asphyxie. De même ce n'est pas contre l'occlusion spasmodique de la glotte qu'est dirigée la trachéotomie, mais
contre ses conséquences (2).

Dans le faux croup même la trachéotomie a été faite ; elle a été
pratiquée une fois sur l'avis de M. Louis (Blache, Dict. en 30 vol., art.
Laryngite) ; les auteurs du *Compendium de médecine* en citent deux
exemples, dont l'un, dû à M. Scoutetten (3) ; et M. Vauthier, dans
sa thèse, en rapporte deux observations où il y avait, il est vrai,
erreur de diagnostic, etc.

D'ailleurs la trachéotomie sera faite dans des conditions d'autant
plus favorables que les accidents spasmodiques seront plus accusés ;
parce qu'ils prouvent que le larynx seul est envahi, ou du moins que
l'économie réagit très-bien contre la cause de l'asphyxie, qu'elle
n'est pas plongée dans l'adynamie par l'infection ou par l'asphyxie.
Aussi tout le monde est d'accord pour rejeter l'opération dans les
cas de diphthérie généralisée ou infectieuse, et pour proclamer avec
M. Trousseau, qu'elle a d'autant plus de chances de réussir qu'elle
est pratiquée à une époque moins tardive.

Je ne parle pas du tubage de la glotte qui ne peut avoir d'autre
effet que d'augmenter le spasme et de produire des ulcérations ; car
il s'agit d'un organe vivant et réagissant, et non d'un cylindre
inerte.

---

(1) *Précis analytique du croup,* p. 414.

(2) Hussenot, thèse de 1833, n° 33.

(3) « Nous pensons que la trachéotomie doit être pratiquée dans quelques cas
de faux croup et dans les laryngites avec enchifrènement des lèvres de la
glotte, lorsque tout passage à l'air est intercepté, surtout quand il s'y joint une
contraction spasmodique des muscles du larynx » (t. II, p. 588).

Après l'opération, la maladie peut achever son évolution naturelle; l'indication formelle est de tonifier le malade par tous les
moyens possibles pour combattre l'intoxication diphthéritique et la
faiblesse qui suit l'asphyxie, en même temps qu'on prépare le malade à supporter tous les dangers de la convalescence.

Lorsque les aliments passent par la plaie du cou ou par le nez,
on se borne à prescrire des aliments semi-solides (Trousseau); et s'il
est besoin, on nourrit l'enfant à l'aide de lavements alimentaires et
surtout par la sonde œsophagienne. Bien souvent on attend trop
tard pour employer ce moyen, et le malade meurt d'inanition.

Dans ces cas et dans ceux où la voix reste longtemps éteinte, avec
ou sans guérison de la plaie, je conseillerais l'électricité appliquée
sur les parties latérales du cou, sur le trajet du pneumogastrique,
pour réveiller les contractions des muscles du larynx et du pharynx.
J'aurais désiré apporter quelques faits à l'appui de ce moyen que je
crois utile; mais l'occasion m'a manqué pour l'employer d'une manière suivie.

Lorsque la canule ne peut être enlevée sans produire ces accidents de suffocation dont j'ai parlé plus haut, il faut mettre en usage
les précautions indiquées par M. Millard : rassurer l'enfant, lui éviter
les émotions, frayeur, colère, etc. La canule de M. Laborde me paraît destinée à rendre un véritable service; on pourrait aussi y
joindre l'emploi des courants d'induction; l'électricité cependant a
l'inconvénient d'être très-difficilement supportée par les enfants.

Enfin les accidents paralytiques se sont développés; on les com-
bat par tous les moyens résumés par M. R. Olivier (thèse citée) :
les moyens hygiéniques en première ligne, l'alimentation réparatrice,
l'aération, l'insolation, les toniques analeptiques et névrosthéniques,
surtout le fer et le quinquina sous toutes les formes, la strychnine.
Nous savons que, malgré l'alimentation la mieux dirigée, les troubles persistent, l'amaigrissement augmente; il faut avoir recours en
même temps aux courants induits appliqués sur les muscles paralysés; on y joindra toutes les pratiques de l'hydrothérapie, le massage
et la gymnastique.

Nous n'avons aucun moyen de combattre directement les congestions viscérales sur lesquelles je me suis tant étendu ; mais l'emploi des toniques et spécialement **des névrosthéniques**, en régularisant les fonctions du système nerveux et en reconstituant le sang, aura justement pour effet de combattre la cause de ces accidents.

CONCLUSIONS.

De tous ces développements, **qu'on pourra** trouver bien longs, je me crois autorisé à tirer les **conclusions suivantes** :

1° L'élément nerveux joue un **rôle très-important** aussi bien dans la période d'état du croup que **dans la convalescence.**

2° Les symptômes laryngés, **les accès de** suffocation ne sont pas déterminés exclusivement par l'obstacle qu'apportent au passage de l'air les fausses membranes ; **ils sont dus** aussi à la contraction spasmodique des muscles du larynx, **dont le** résultat est l'occlusion de la glotte.

3° Ils dépendent d'une action **réflexe dont** le point de départ est la muqueuse irritée, et dont l'effet **est** la contraction des muscles animés par le pneumogastrique et le spinal.

4° Les accidents dyspnéiques, **de même** que l'albuminurie et le diabète, peuvent être comparés **aux résultats** physiologiques de l'excitation galvanique des nerfs vagues.

5° L'état général de l'économie, **l'adynamie,** l'infection diphthéritique, l'asphyxie, ont la plus grande **influence** sur la production des phénomènes spasmodiques ; **ceux-ci sont** d'autant plus intenses que les produits diphthéritiques sont **plus localisés,** et ils le sont d'autant moins que la malignité est plus **prononcée.**

6° La paralysie diphthéritique **frappe** le larynx bien plus fréquemment qu'on ne l'admet **généralement** ; c'est souvent à elle qu'il faut rapporter l'extinction persistante de la voix, les difficultés pour retirer la canule, enfin le **passage des** aliments dans les voies aériennes.

7° Non-seulement elle affecte le larynx, le pharynx, le voile du palais, tous les membres ; mais **encore elle** produit, par défaut d'action des pneumogastriques, des lésions de sécrétion et de circulation dans les bronches, les poumons et les plèvres.

8° Les symptômes du côté de la circulation générale, la mort par accidents nerveux, les altérations de la nutrition, sont la conséquence des troubles profonds de l'innervation.

9° On peut attribuer pour cause prochaine à tous ces accidents des phénomènes réflexes se produisant par l'intermédiaire des nerfs cérébro-spinaux et des nerfs vaso-moteurs; ces accidents sont singulièrement favorisés par l'état général adynamique qui résulte de la fièvre, de l'intoxication diphthéritique, et d'une convalescence pénible.

10° Les considérations précédentes pourront éclairer le diagnostic du croup localisé et du croup infectieux, et permettre l'explication de lésions viscérales jusqu'alors peu connues.

11° Le croup est, en réalité, d'autant moins grave que les accidents spasmodiques sont plus intenses, parce que la trachéotomie est alors un moyen souverain pour les combattre.

12° Les accidents paralytiques de la convalescence peuvent être aggravés par l'apparition des phénomènes paralytiques des poumons, par les troubles de la circulation cardiaque et de l'innervation générale.

13° Sans donner aux antispasmodiques l'importance que leur accordaient les anciens auteurs, on peut dire qu'ils ne sont pas sans utilité contre les symptômes nerveux excessifs.

14" La trachéotomie a pour but de combattre les effets asphyxiques déterminés par l'obstacle mécanique et par l'occlusion spasmodique de la glotte.

15° L'électricité doit être employée pour traiter les accidents paralytiques du larynx, comme ceux des autres régions.

16° La médication tonique la plus active, dans la paralysie diphthéritique, est de la plus haute importance pour combattre les troubles locaux et généraux de l'innervation.

TABLE DES MATIÈRES

DEUXIÈME PARTIE.

DES PHÉNOMÈNES NERVEUX DANS LA CONVALESCENCE DE LA DIPHTHÉRIE LARYNGÉE

TROISIÈME PARTIE.

DE L'ÉLÉMENT NERVEUX ENVISAGÉ AU POINT DE VUE DU DIAGNOSTIC, DU PRONOSTIC ET DU

Paris. — A. PARENT, Imprimeur de la Faculté de Médecine, rue Monsieur le-Prince, 31.